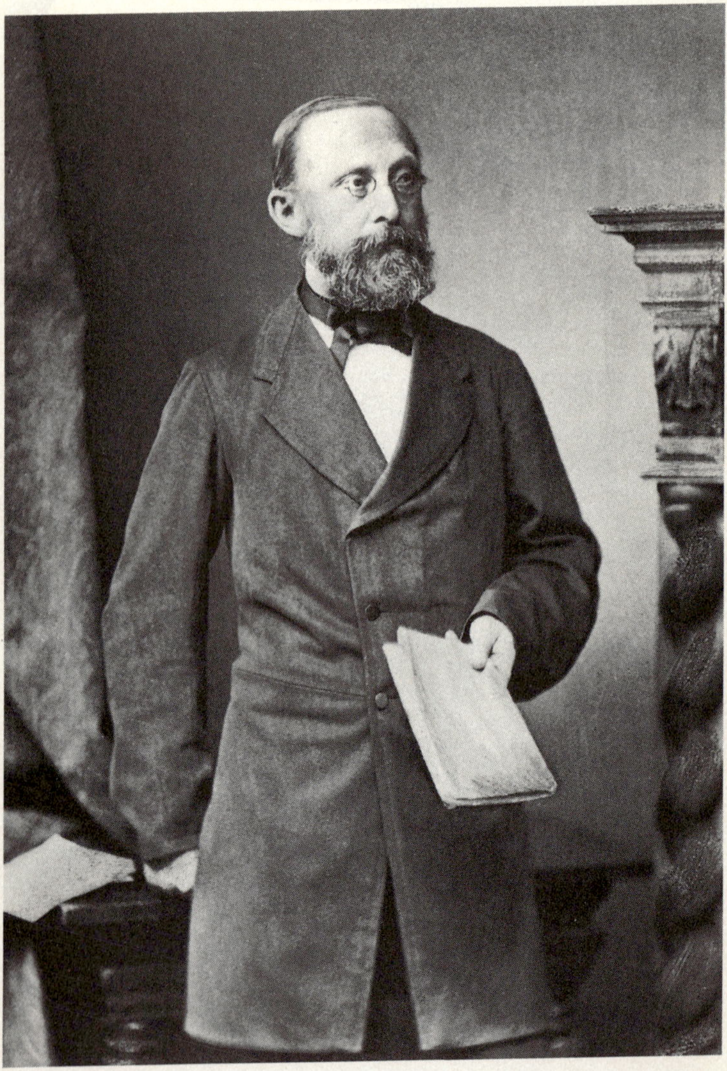

Rudolf Virchow

dargestellt von Heinrich Schipperges

Rowohlt

rowohlts monographien begründet von Kurt Kusenberg
herausgegeben von Wolfgang Müller

Redaktion: Uwe Naumann
Redaktionsassistenz: Katrin Finkemeier
Umschlaggestaltung: Walter Hellmann
Vorderseite: Rudolf Virchow, Kupferätzung
von Rudolf Schuster, um 1890
(Volker Becker, Erlangen)
Rückseite: Virchow im Arbeitszimmer
seines Berliner Instituts, 1896
(Archiv für Kunst und Geschichte, Berlin)

Originalausgabe
Veröffentlicht im Rowohlt Taschenbuch Verlag GmbH,
Reinbek bei Hamburg, April 1994

Satz Times PostScript Linotype Library, PM 4.2
Gesamtherstellung Clausen & Bosse, Leck
Printed in Germany
1090-ISBN 3 499 50501 0

Inhalt

Einleitung

Wenn man die reichgegliederte Landschaft des neunzehnten Jahrhunderts durchwandert, begegnet einem immer wieder eine Persönlichkeit – ob wir nun mit dem Kompaß der Naturwissenschaften reisen, uns den politischen und sozialen Strömungen der Zeit überlassen oder auch an dem das ganze Jahrhundert beleuchtenden Evolutionsgedanken zu orientieren suchen. Es ist Rudolf Virchow, der Altmeister der Medizin, der unbequeme Politiker, der große Naturforscher, der heimliche Philosoph, der uns herausfordernd begegnet oder auch provozierend im Wege steht.

Gleichwohl ist Virchow weitgehend ein Unbekannter geblieben – auch heute noch, wo wir sein Konzept einer Medizin als «angewandter Naturwissenschaft» längst akzeptiert haben, wo uns der «liberale Gedanke» im politischen Raum zu einer Selbstverständlichkeit wurde, wo die von Virchow inaugurierte Methode von «Beobachtung und Experiment» uns allen die Segnungen moderner Wissenschaft und Technik in reichem Maße beschert hat.

Eine Gesamtdarstellung seines Riesenwerkes wie auch seiner Persönlichkeit ist von der Wissenschaftsgeschichte bisher nicht geleistet worden. Zu komplex sind die Arbeitsbereiche, zu sehr verschlungen mit dem politischen und sozialen Wirken, zu widersprüchlich auch im Streit der wissenschaftlichen Weltanschauungen. Mehr als 2000 Arbeiten aus allen Gebieten der exakten Wissenschaften haben wir vor uns liegen, die zahlreichen politischen Aufsätze und populären Vorträge nicht mitgerechnet. In seinem altertümlichen Berliner Institut hat der Pathologe Virchow über 20000 Präparate mit eigener Hand angelegt und etikettiert, mehr als 4000 Schädel identifiziert und klassifiziert. In seinem Nachlaß befinden sich etwa 20000 Briefe mit über 2200 Korrespondenzpartnern, die zum größten Teil im Zentralen Archiv der Deutschen Akademie der Wissenschaften zu Berlin aufbewahrt sind.

Dazu muß man sich ihn als einen beamteten Professor im preußischen Berlin vorstellen, der seine Vorlesungen zu halten hat, dessen Zeit die Examina verschlingen, der sich unentwegt auf Bildungsreisen und Kongressen befindet, der seine Verwaltungsarbeiten pedantisch erledigt, sei-

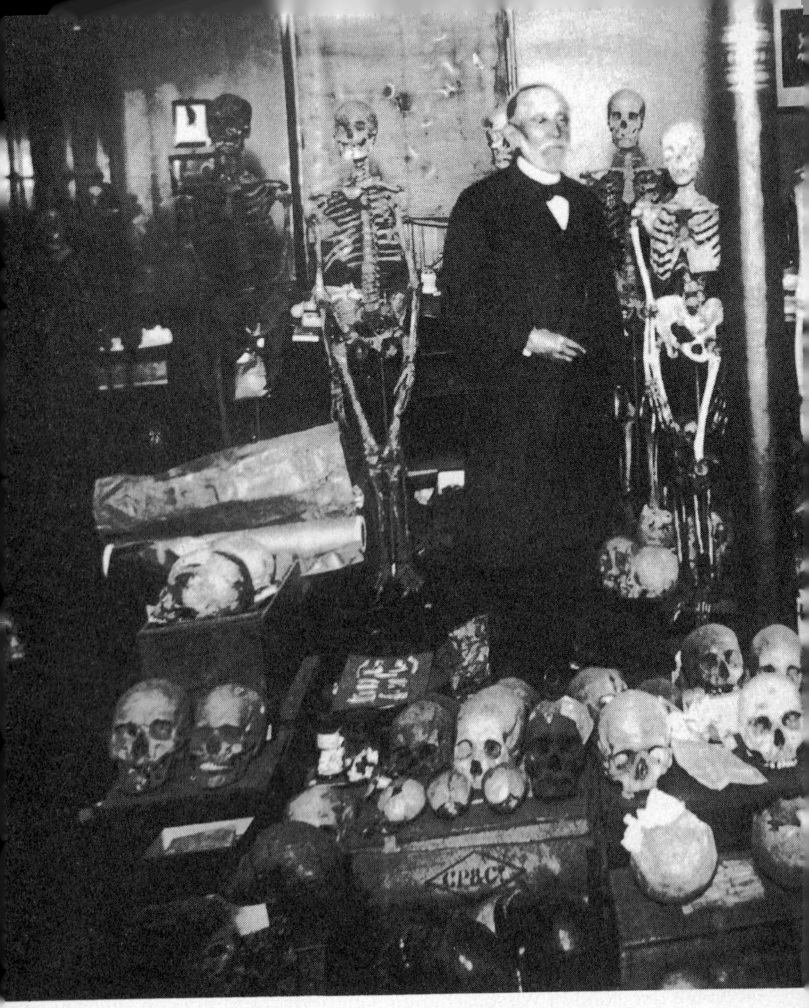

Rudolf Virchow in seinem Arbeitszimmer im Pathologischen Institut der Charité, Berlin

ne Schüler großzügig fördert und sich im Landtag wie im Reichstag leidenschaftlich engagiert. Am meisten aber muß überraschen, was alles dieser Mann in seiner sechzigjährigen Praxis gleichzeitig und erstrangig – in Forschung, Lehre, Politik – zu leisten vermochte.

Ein solches Leben ist mehr als die Summe seiner Teile. Es imponiert nicht allein durch die Resultate seiner Arbeit, sondern mehr noch durch die Integration eines solchen Werkes, durch die Stoßkraft dieser Lebens-

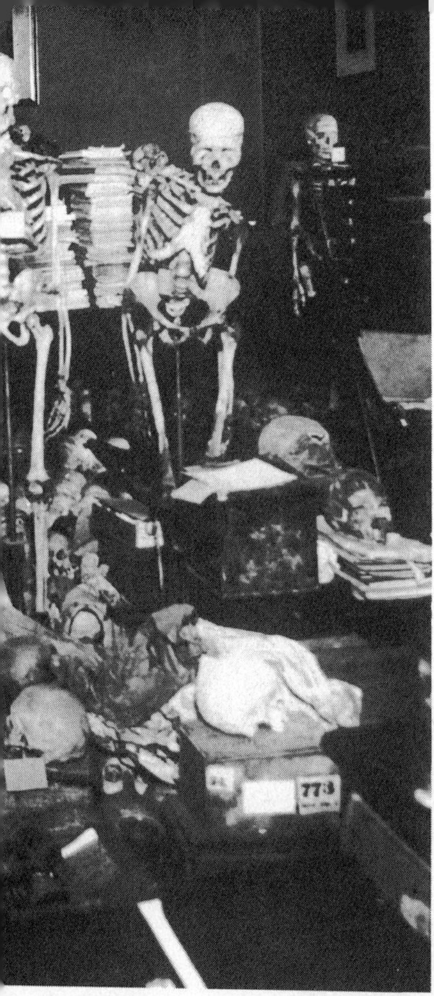

leistung über die Zeit hinaus. Nur zu leicht ist man versucht, hinter den oft so heterogenen Forschungsrichtungen Virchows die verbindlichen Prinzipien zu übersehen, die Kriterien jener «Einheitswissenschaft», die uns für das Lebenswerk im ganzen so wesentlich erscheinen.

Rudolf Virchow ist in der Tat ein Phänomen – und immer noch zu entdecken!

Wir greifen aus dem weitverzweigten medizinischen, anthropologischen und politischen Lebenswerk das sozialpolitische Programm besonders heraus, weil sich darin Leben, Werk und Wirkung Virchows am ehesten repräsentieren. Der «soziale Standpunkt» ist zweifellos der Hauptnenner, der – wie Erwin H. Ackerknecht bemerkt – «es Virchow möglich machte, so viele Dinge zur gleichen Zeit zu tun». Um alle diese Bezugsfelder vor Augen zu führen, erweist sich auch heute noch das Standardwerk von Ackerknecht (1957) als unentbehrlich, ebenso wie man bei der Beurteilung der persönlichen Verflechtungen mit den sachgebundenen Schwerpunkten der Zeit nicht auf die Biographie von Manfred Vasold (1988) wird verzichten können.

Das neunzehnte Jahrhundert, das Martin Heidegger einmal als «die dunkelste aller Epochen» bezeichnet hat, dieses Jahrhundert der Wissenschaft hat viele von Virchows Träumen der Verwirklichung nähergebracht; seine sozialpolitischen Forderungen indes sind zu seiner Zeit bereits auf halbem Wege steckengeblieben, wurden in andere Kanäle gelenkt, vertrockneten in rein administrativen Maßnahmen. Nicht auszudenken, was dieses Programm auch heute noch und für morgen bedeuten könnte, gelänge es nur, die utopischen Züge von den realistischen zu unterscheiden, um das herauszuschälen, was der eigentliche medizinische Impuls gewesen ist.

Wir haben uns bei unserer Darstellung bemüht, Virchows Gedankengut weitgehend im Wortlaut zu bringen – schon allein, um auf die Präsenz seiner Sprache und den Duktus seiner eigenwilligen Gedankengänge aufmerksam zu machen. Lediglich die Schreibweise wurde aktualisiert, die Zeichensetzung modernisiert. Anmerkungen und Literatur wollen den Leser weiterleiten, vor allem aber zurückverweisen auf ein Werk, das zu lesen auch heute noch ein Abenteuer ist.

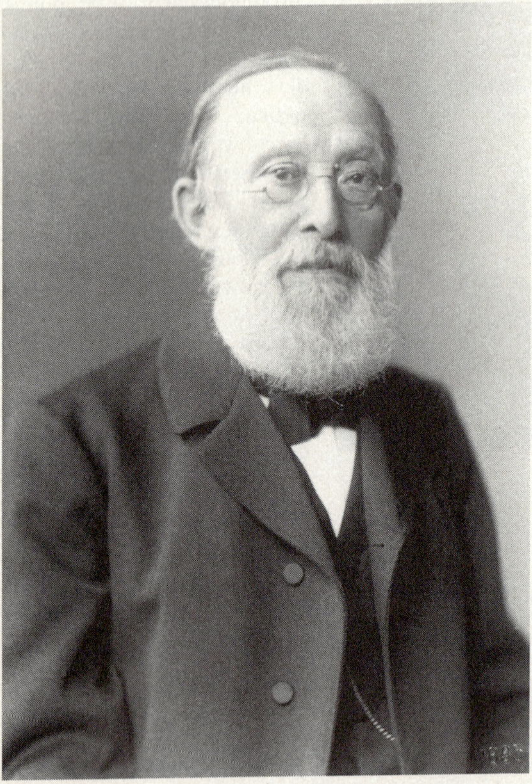

Rudolf Virchow,
um 1900

Leben und Werk im Überblick

Am 13. Oktober 1821 wurde Rudolf Ludwig Carl Virchow im pommerschen Schivelbein (heute: Świdwin/Polen) geboren. Sein Vater Carl Christian Siegfried Virchow (1785–1865) versah neben der Landwirtschaft städtische Funktionen als Kämmerer; seine Mutter Johanna Maria, geborene Hesse (1785–1857), sorgte für den Haushalt und das Wohl ihres einzigen Kindes. Im Alter von vierzehn Jahren begann Rudolf 1835 den Besuch des Gymnasiums im benachbarten Köslin und machte dort 1839 sein Abitur. Sein Deutschaufsatz zur Reifeprüfung trägt bereits einen programmatischen Titel: *Ein Leben voll Arbeit und Mühe ist keine Last, sondern eine Wohltat.* Das klingt fast biblisch und ist auch ein alttestamentarisches Thema, aber von dem Schüler Virchow wird es ganz ins Moderne gewandelt und auf die Arbeit an der Natur hin gemünzt.

Das nämlich war schon damals das erklärte Ziel des jungen Gelehrten: *allseitige Kenntnis der Natur von der Gottheit bis zum Stein*[1]. Diesem Lebensziel galt alle persönliche Arbeit, alle Arbeit auch an der eigenen Natur, so wie dies Hegel und Karl Marx als allein menschenwürdigen Sinn der Arbeit gedeutet hatten. Damit sind die beiden Schlüsselworte und Kernbegriffe des neunzehnten Jahrhunderts schon angeklungen: die «Natur» und die «Arbeit». Beide Begriffe sollten nicht nur Virchows Leben prägen; sie waren in der Lage, den Geist eines ganzen Zeitalters zu prägen.

Zu Ostern des Jahres 1839 hatte sich Virchow in schriftlicher Form wie folgt zur Reifeprüfung gemeldet: *Ich, Rudolf Ludwig Carl Virchow, bin geboren zu Schivelbein am 13. Oktober 1821, und der Sohn des Kämmerer Virchow daselbst.*[2] Als seine Lieblingsstudien erwähnte er *Naturwissenschaften, Geschichte und Geographie.* Nicht vergessen wurde *die Lesung alter Klassiker,* in erster Linie *des Cicero, des Sallust und des Sophokles.* Als Studienrichtung gab er – mit dem Ziel, Arzt zu werden – *das Studium der Medizin* in Berlin an. Berlin war damals «noch eine Stadt voll Poesie, mit einer Fülle von Gärten, glockenübertönt und im Sommer eingerahmt von dem Segen der Kornfelder, vom blühenden Zauber der Wiesen»[3]. Von dieser Poesie scheint der Student und junge Assistent – am Anfang einer steilen Karriere – nur wenig mitbekommen zu haben.

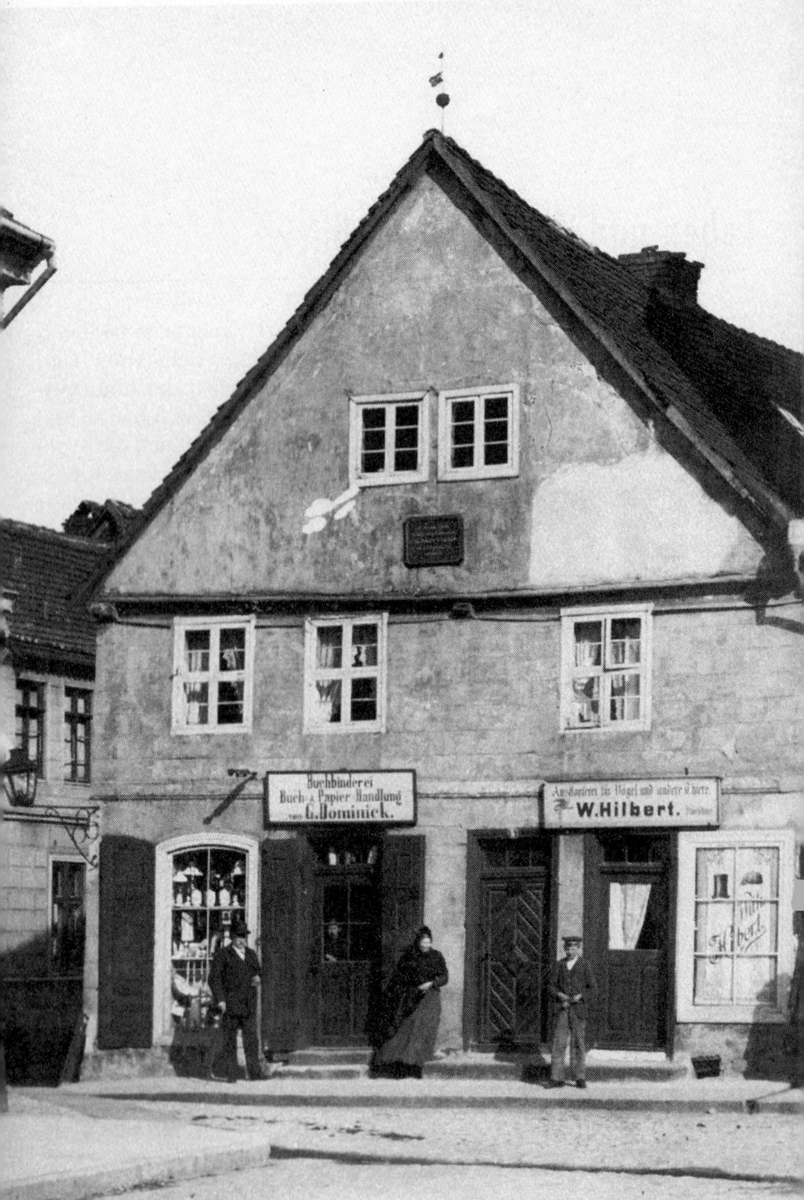

Das Geburtshaus in Schivelbein

Studienjahre und wissenschaftliche Laufbahn

Seinen Studiengang begann der junge Virchow im Jahre 1839 an der Berliner militärärztlichen Bildungsanstalt, der berühmten Pépinière, an der fähige Studenten auf Staatskosten zu Heeresärzten ausgebildet wurden. Auf dieser Ärztlichen Militärakademie, die so vielen jungen Naturforschern eine wirkliche Pflanzstätte (= Pépinière) werden sollte und an der man die besten Lehrer jener Zeit hören konnte, vermittelten dem jungen Medizinstudenten der bedeutende Physiologe Johannes Müller (1801 bis 1858) die Theorie der Medizin und der Kliniker Johann Lukas Schönlein (1793–1864) die Praxis. Das an sich eher philiströse Internatsleben freilich sollte von den sich anbahnenden politischen Wirren nicht verschont bleiben.

Am 15. Dezember 1844 schreibt er angesichts der sich zuspitzenden politischen Ereignisse aus der Charité an den Vater: *Die unsinnigen*

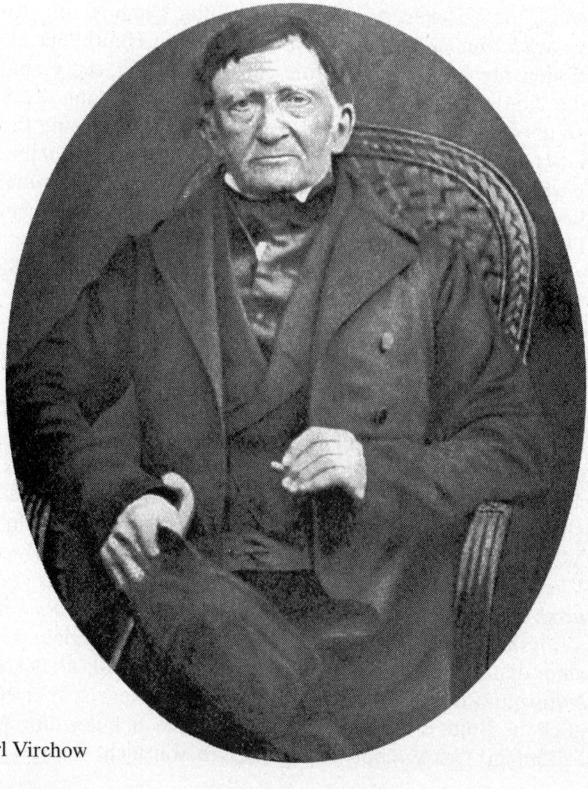

Der Vater: Carl Virchow

Religionsstreitigkeiten, die täglich steigenden politischen Differenzen, die durch unsere Vereine wahrscheinlich vergeblich bekämpft werdenden sozialen Übel gestalten sich allmählich drohender; die Gesellschaft wird sich endlich der Schrecken bewußt, die gegen sie anrücken, und die Opfer, welche der Übermut der gewalthabenden Partei täglich fordert, machen die Gemüter nur verbissener.[4] Aber auch die Medizin als sein Fach kommt nicht gut weg, wie er als Assistent in Berlin am 24. Juli 1845 dem Vater schreibt: *Es ist aber eine wahre Danaiden-Arbeit, diese Medizin; nichts ist ordentlich untersucht, alles muß man selbst von vornher wieder selbst durcharbeiten, und das ist so viel, daß man manchmal wirklich den Mut verliert.*[5]

Virchows offenkundige Begabung hatte seine Lehrer veranlaßt, ihn bereits zu Ostern 1843 auf eine Assistentenstelle als «Kompagnie-Chirurg» in die Charité abzukommandieren. Die Charité, das erste allgemeine Krankenhaus in Berlin, war 1710 als Pesthaus gegründet worden, entwickelte sich aber erst in den dreißiger Jahren des neunzehnten Jahrhunderts aus einem Armenspital zum modernen Krankenhaus. Während seiner praktischen Ausbildung durchlief Virchow alle Abteilungen der Charité, zunächst die Augenklinik und die Hautklinik, danach die Stationen für Geisteskranke, die Innere Medizin, die Gebäranstalt sowie die Kinderstation, um anschließend die Verwaltung des Leichenhauses zu übernehmen. Am 21. Oktober 1843 konnte er seine Promotion – mit einer Dissertation bei Johannes Müller über das Thema *De rheumate praesertim corneae (Über den Rheumatismus, insbesondere der Hornhaut)* – feierlich abschließen. In der damals noch üblichen mündlichen Diskussion über eine lateinisch formulierte These klingt abermals das gesundheitspolitische Programm Virchows an. Er verteidigt nämlich die These: *Nisi qui liberalibus rebus favent, veram medicinae indolem non cognoscunt (Nur der liberale Geist kann Einblick in die Natur der Medizin gewinnen)*. Dies erschien als ein eher politisches Orakel, das sich indes bald schon entschlüsseln sollte.

Bei der Geburtstagsfeier des Gründers des Friedrich-Wilhelms-Instituts, das 1795 von Goercke ins Leben gerufen worden war, hielt Virchow am 3. Mai 1845 eine vielbeachtete Rede *Über das Bedürfnis und die Richtigkeit einer Medicin vom mechanistischen Standpunkt.* Das Thema schon glich einer Revolution. Erregte Diskussionen blieben nicht aus: *Die alten Militärärzte wollten aus der Haut fahren ob so neuer Weisheit*, schreibt Virchow am 27. August 1845 dem Vater, *daß das Leben so ganz mechanisch konstruiert werden sollte, schien ihnen vollkommen umwälzerisch, wenigstens ganz unpreußisch.*[6] Zum ersten Male bezieht der junge Mediziner damit eine eigene Position: gegen die damals noch vorherrschende Naturphilosophie im Geiste Schellings und Hegels, aber auch gegen die noch in Blüte stehende «naturhistorische Schule» um seinen Lehrer Schönlein. Was Virchow dagegensetzte, war nicht weniger als eine extre-

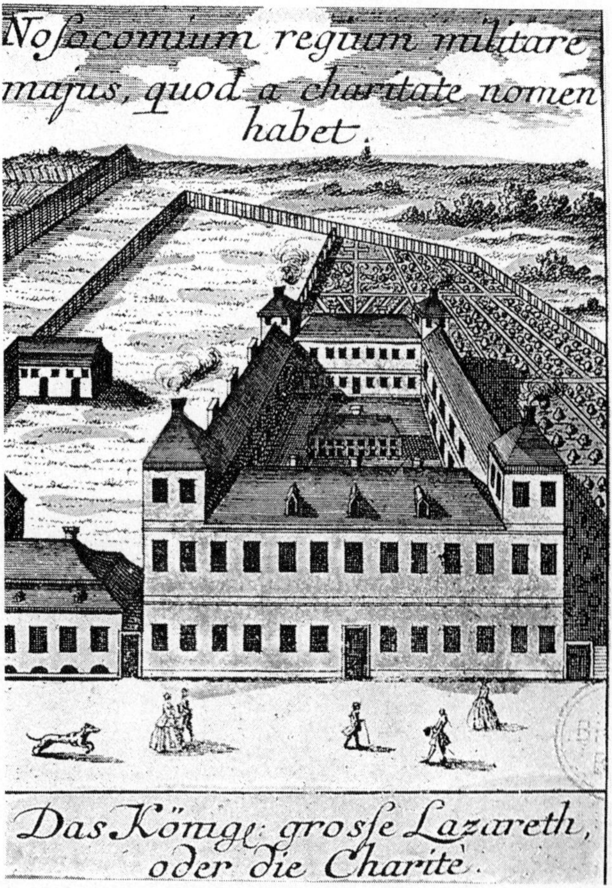
Nosocomium regium militare majus, quod a charitate nomen habet.
Das Königl: grosse Lazareth, oder die Charité.

Die Charité in Berlin zur Zeit ihrer Gründung

me Grundlegung der Medizin auf die allein verbindlichen Gesetze der Mechanik und der Physik, war ein leidenschaftliches Bekenntnis zu jener naturwissenschaftlichen Methode, die *das Menschliche im Menschen für souverän und die Erde für den Himmel des Menschen erklärt* hat[7].

Noch scheint seine wissenschaftliche Karriere ungebrochen und unaufhaltsam. 1846 beendet er sein Staatsexamen; 1847 erhält er mit einer Habilitationsschrift *De ossificatione pathologica (Über krankhafte Knochenbildung)* die «Venia legendi». Im April 1847 verläßt Virchow seine Stellung als Charité-Chirurg und übernimmt die Prosektur seines Leh-

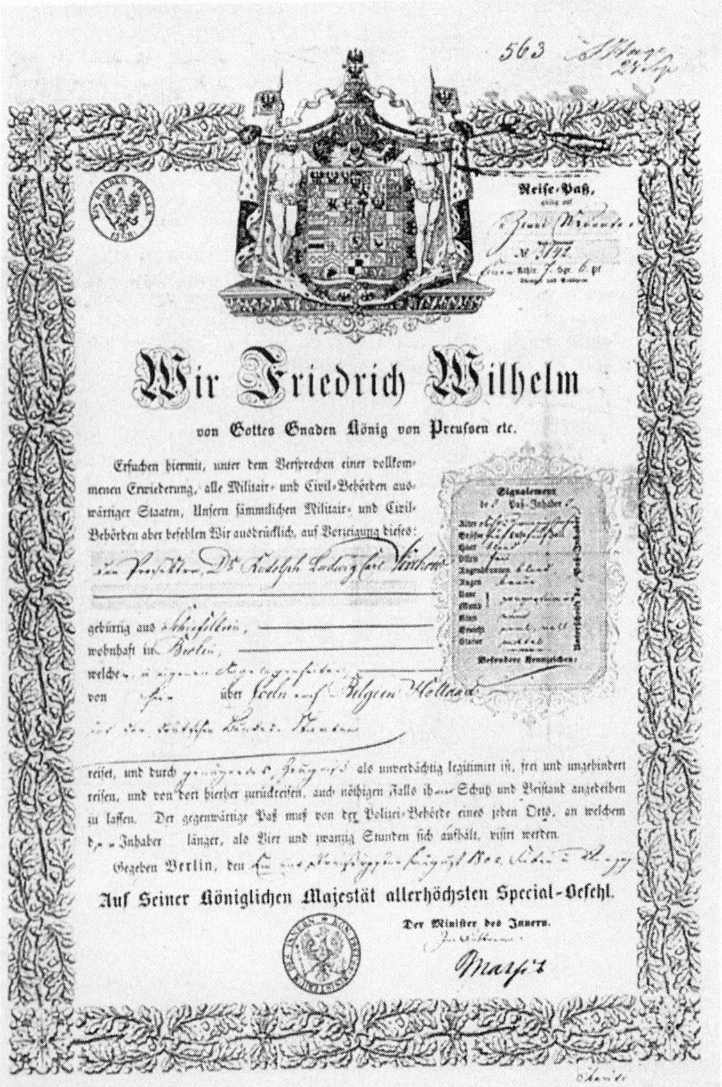

563

Reise-Paß,

№ 3192

Wir Friedrich Wilhelm

von Gottes Gnaden König von Preußen etc.

Ersuchen hiermit, unter dem Versprechen einer vollkommenen Erwiederung, alle Militair- und Civil-Behörden auswärtiger Staaten, Unsern sämmtlichen Militair- und Civil-Behörden aber befehlen Wir ausdrücklich, auf Vorzeigung dieses:

den Prosektor Dr. Rudolph Ludwig Carl Virchow

gebürtig aus Schivelbein,

wohnhaft in Berlin,

welche

von hier über Coeln nach Belgien Holland

reiset, und durch als unverdächtig legitimirt ist, frei und ungehindert reisen, und von dort hierher zurückreisen, auch nöthigen Falls ihm Schutz und Beistand angedeihen zu lassen. Der gegenwärtige Paß muß von der Polizei-Behörde eines jeden Orts, an welchem der Inhaber länger, als Vier und zwanzig Stunden sich aufhält, visirt werden.

Gegeben Berlin, den

Auf Seiner Königlichen Majestät allerhöchsten Special-Befehl.

Der Minister des Innern.

Signalement des Paß-Inhabers.

Alter

Größe

Haar

Stirn

Augenbraunen blond

Augen

Nase

Mund

Kinn

Gesicht

Statur

Besondere Kennzeichen:

Reisepaß für «den Prosektor Dr. Rudolph Ludwig Carl Virchow», ausgestellt am 31. August 1847 rers Robert Froriep (1804–1861). Er experimentiert fortan stärker und hofft dadurch – wie er dem Vater am 17. Juni 1847 schreibt –, *wieder ein gutes Stück weiter in der Entwicklung vernünftiger pathologischer Ansichten zu kommen*[8]. Im Sommer des gleichen Jahres 1847 trat der junge Virchow überdies eine kurze Bildungsreise durch das Rheintal nach Belgien und Holland an, wo er mit gleichgesinnten Kollegen Freundschaft schloß. *Ich kenne jetzt fast alle deutschen Universitäten und den größten Teil der deutschen medicinischen Größen, und, was nicht minder wichtig ist, sie kennen mich,* schreibt er an seine Eltern, um dann sogleich auch sein Ziel zu proklamieren, *nämlich der Repräsentant einer bestimmten Richtung in der Medizin zu sein.*[9]

Zum Repräsentanten einer bestimmten Richtung, einer neuen Medizin, aber wurde Virchow in erster Linie durch eine Zeitschrift, die er im gleichen Jahr 1847 mit seinem Freund Benno Reinhardt (1819–1852) auf den Markt brachte: das *Archiv für pathologische Anatomie und Physiologie und für klinische Medizin*, bekanntgeworden als «Virchows Archiv». Nach Reinhardts Tod (1852) gab Virchow diese Zeitschrift bis zum eigenen Tode (1902) in insgesamt 169 Bänden heraus – eine einmalige Leistung und – mehr noch – das, was der Medizinhistoriker Erwin Ackerknecht «einen der bedeutendsten Faktoren in der Gestaltung der modernen Medizin»[10] genannt hat.

Revolutionär und Medizinalreformer

Mitten in diese wissenschaftliche Karriere fallen politische Ereignisse, die das Leben des jungen Gelehrten nachhaltig beeinflussen sollten. Im Verlauf des Winters 1847/48 war in Oberschlesien eine Epidemie ausgebrochen, die man als «Hungertyphus» bezeichnete und die mit ihren Bedingungen und Folgen in Berliner Medizinerkreisen lebhaft diskutiert wurde. Bereits am 13. Februar 1848 hatte Virchow dem Vater gemeldet, die soeben grassierende Epidemie in Schlesien sei *so interessant, daß ich das lebhafteste Verlangen verspüre, sie in der Nähe zu sehen; eine solche Gelegenheit kann sich kaum wieder so nahe bieten*[11]. Wenige Tage danach ging sein Wunsch in Erfüllung.

Vom 20. Februar bis zum 10. März 1848 hielt sich Virchow in Oberschlesien auf, um die Ursachen und Folgen der Flecktyphus-Epidemie zu studieren. In seinem Bericht an die Regierung analysiert er neben den medizinischen die soziologischen und epidemiologischen Aspekte der Seuche und empfiehlt neben den sanitären Maßnahmen eine *volle und unumschränkte Demokratie* sowie eine allgemeine *Bildung mit ihren Töchtern Freiheit und Wohlstand.* Eindeutig will er schon hier die *natürlichen* von den *künstlichen* Seuchen unterschieden wissen. Die natürlichen Seuchen, sie seien wohl immer dagewesen: Infektionskrankheiten vor allem, abhängig von Witterung, Jahreszeiten, äußeren Lebensbedingungen. Die künstlichen Seuchen hingegen sind – so Virchow – *Attribute der Gesellschaft, Produkte der falschen oder nicht auf alle Klassen verbreiteten Kultur.* Sie sind ein soziales Problem. Daraus sein Schluß: *Die Geschichte der künstlichen Epidemien ist daher die Geschichte der Störungen, welche die Kultur der Menschheit erfahren hat; ihr Wechsel zeigt uns das Umschlagen der Kultur zu neuen Richtungen in gewaltigen Zügen.*[12] In einem Aufsatz aus dem Jahr 1848 schreibt er: *Epidemien gleichen großen Warnungstafeln, an denen der Staatsmann von großem Stil lesen kann, daß in dem Entwicklungsgange seines Volkes eine Störung eingetreten ist, welche selbst eine sorglose Politik nicht länger übersehen darf.*[13]

Dem Vater gesteht er um diese Zeit, daß er jetzt *kein halber Mensch* mehr sei, sondern *ein ganzer*, und daß sein *medizinisches Glaubensbekenntnis* aufgehe in sein *politisches und soziales.* Das Bekenntnis lautet: *Als Naturforscher kann ich nur Republikaner sein; denn die Verwirklichung der Forderungen, welche die Naturgesetze bedingen, welche aus der Natur des Menschen hervorgehen, ist nur in der republikanischen Staatsform wirklich ausführbar.*[14]

In Berlin überstürzten sich inzwischen die politischen Ereignisse. Truppenmassen wurden bewegt, Barrikaden erbaut, Schutzkommissionen von Bürgern gebildet. Es kam zu Feuergefechten; es gab Tote und Verwundete. Am 18. März des «tollen Jahres» 1848 finden wir auch Virchow auf den Barrikaden. Er wird Mitglied demokratischer Vereinigungen und Arbeitsgemeinschaften, im Oktober 1848 auch Mitglied des Demokratischen Kongresses in Berlin. Bei der Analyse dieses bewegten Jahres, das im Zuge der zunehmenden Entwicklung eines Agrarstaates zu einer Industriemacht nicht nur in Preußen für Unruhe gesorgt hatte, sieht Virchow neben den politischen Auseinandersetzungen mehr und mehr die Soziale Frage in den Mittelpunkt treten.

Mit dem Signal der Revolution und im Zuge der anwachsenden medizinischen Reformbewegung gab Virchow im Juli 1848 mit dem Psychiater Rudolf Leubuscher eine eigene Wochenschrift heraus, *Die medicinische Reform*, die allerdings im Juli 1849, unter dem Druck der Reaktion, wieder eingestellt werden mußte. Virchow forderte hier schon eine einheitliche Medizinalgesetzgebung für ganz Deutschland, ein Reichsministerium für die öffentliche Gesundheitspflege, eine Akademie der Medizin und einen Gesundheitsrat sowie eine radikale Reform des gesamten Gesundheitswesens. *Gut*, so schreibt er im Januar 1849, *wir wollen ihre medizinische Gesetzgebung abwarten, und sei sie eine oktroyierte oder eine konstituierte, wir werden sie ohne Vorurteil prüfen. Die medizinische Statistik wird unser Richtscheit sein: Leben um Leben wollen wir abwägen und zusehen, wo die Leichen dichter liegen, bei den Arbeitern oder den Privilegierten.*[15] Der junge Revolutionär gebärdet sich um diese Zeit oft enthu-

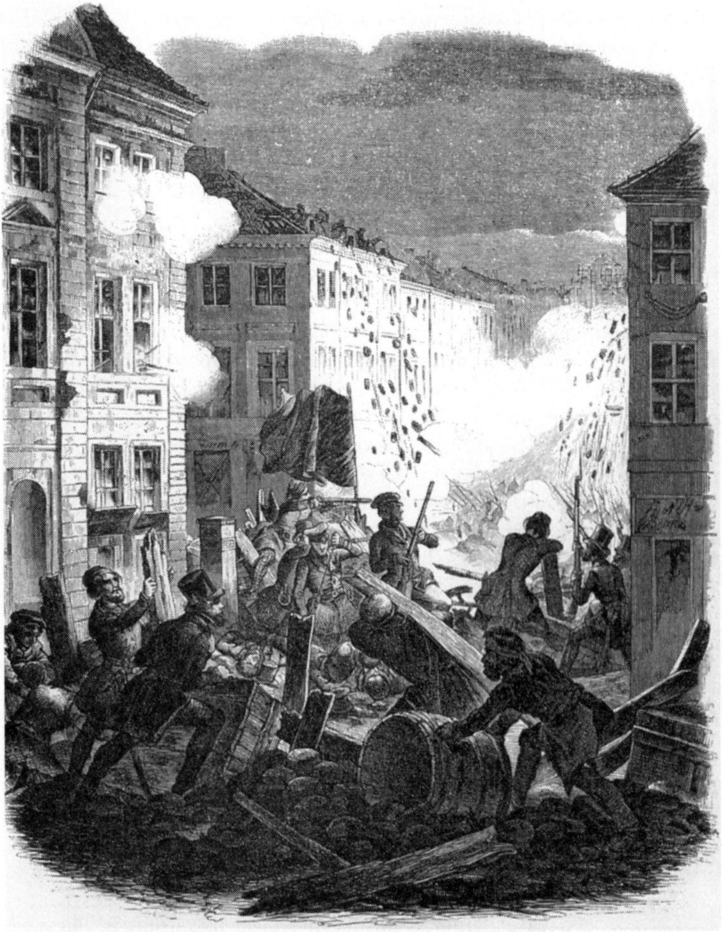

Die Revolution von 1848 in Berlin: «Barrikade vor dem köllnischen Rathause». Zeitgenössischer Holzstich

siastisch, so wenn er am 19. Dezember 1848 dem Vater schreibt: *Die Geschichte will vorwärts, ihre Aufgabe ist die geistige und leibliche Befreiung des Menschengeschlechts, und ich bin noch jetzt überzeugt, wie vor etlichen Monaten, daß es dazu zunächst der Republik bedarf.* Der Boden für die Revolution sei geschaffen; jetzt zwar werde er noch von der Reaktion beackert, aber über kurz oder lang werde ihn wieder das Volk bestellen.[16]

Angesichts der damals um sich greifenden Cholera-Epidemie bemerkt er: *Die somatischen Krankheiten fangen an, ein Gegenstand der hohen*

Politik zu werden. Virchow prägt in einem Artikel vom Juni 1849 den Begriff *Volkskrankheiten* und fordert eine *Medicina publica, die öffentliche Gesundheitspflege*[17], um mit den *psychischen und somatischen Volkskrankheiten* fertig zu werden. Zwar müsse *die reale Sorge für die Gesundheit der einzelnen* immer *den kleineren Kreisen der Freunde, der Familien oder der Gemeinde anvertraut* bleiben; bei den heutigen *abnormen Lebensbedingungen* indes sei es mit *palliativen Mitteln* nicht mehr getan; *es bedarf radikaler.*[18]

Die historische Entwicklung der Menschheit habe uns gelehrt, daß manche Generationen ihre eigene Vernichtung in die Wege geleitet hätten: *Wie der blinde Ödipus tastet sich die jetzige Gesellschaft immer tiefer in ihren beklagenswerten Wahnsinn hinein, und indem sie sich selbst ihre Feinde schafft, dieselben stärkt und endlich zu extremen, also wiederum wahnsinnigen Mitteln treibt, so erzeugt sie selbst ihre Vernichtung, sie erfüllt das Geschick, welches das Orakel ihr prophezeit hat.*[19]

Alle politischen Bestrebungen wie alle Reformversuche des Medizinalwesens sollten sich indes bald schon auf der ganzen Linie als Fehlschlag erweisen. Die Reaktion bekam auch Virchow am eigenen Leib zu spüren. Sein Gehalt wurde herabgesenkt, seine Dienstwohnung zum 1. Mai 1849 gekündigt. Als ihn im Mai des Jahres 1849 ein Ruf an die Universität Würzburg erreicht, greift Virchow daher mit beiden Händen und freudigen Herzens zu.

Arzt und Naturforscher

Am 30. November 1849 nimmt Virchow seine Tätigkeit im Juliusspital zu Würzburg auf und kündigt zum 1. Dezember seine Vorlesungen an. Am gleichen Tage teilt er seinen Eltern die Verlobung mit Rose Mayer, der dritten Tochter des Geheimen Sanitätsrats Carl Mayer (1795–1868), mit.

Rose Mayer (1832–1913), aus deren Ehe mit Virchow sechs Kinder hervorgingen, wird als stille, schweigsame Frau beschrieben, die auch später kaum in der Öffentlichkeit auftrat. *Was nun die Rose betrifft*, schrieb Rudolf Virchow am 30. November 1849 aus Würzburg, *so hat es lange gedauert, ehe wir näher aneinander getreten sind, und noch bis zum Anfang dieses Jahres würde es mir keine sehr große Mühe gekostet haben, mich von ihr loszureißen. Rose ist sehr schweigsam*; sie habe lieber zugehört, sich dabei aber so sehr in Virchow *hineingehört*, daß er nicht mehr weiß, *wer mich jetzt besser verstehen könnte als sie. Und ich, ich habe sie liebgewonnen.*[20]

Die frühen, oft so leidenschaftlichen Briefe an den Vater werden mit den Jahren spärlicher, nüchterner und oberflächlicher. So erzählt er von seinen Vorbereitungen zum Würzburger Universitäts-Jubiläum (1860):

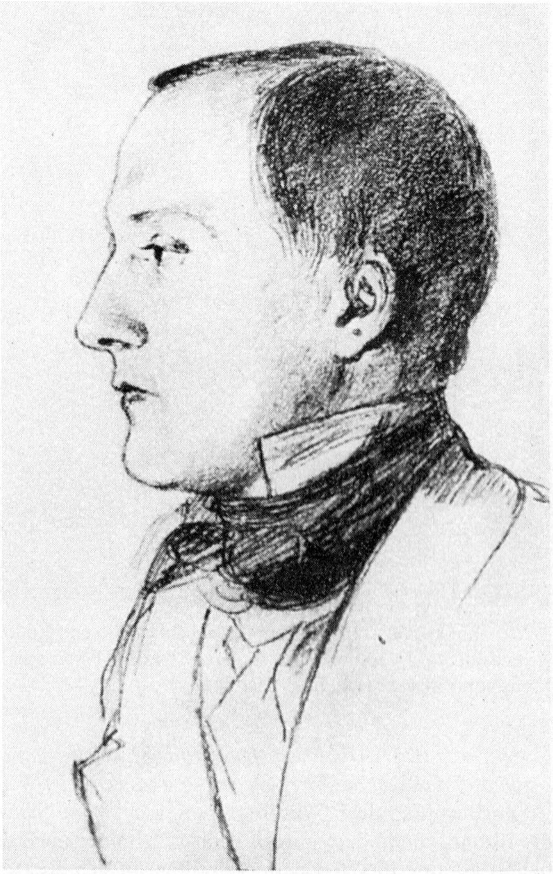

Rudolf Virchow. Die Zeichnung entstand am 4. Februar 1849; der Name des Zeichners ist unbekannt

Ich lasse mir auch schon einen neuen Talar dazu bauen, werde meine Orden das erste Mal spazieren führen..., so daß ich hoffe, einen richtigen Affen der Zivilisation darstellen zu können.[21] Anläßlich einer zu erwartenden Ordensverleihung schrieb Virchow noch im Jahre 1881 an Heinrich Schliemann: *Für unsere bürokratisch geschulte Welt treten Sie mit einem Orden in die Klasse der gewöhnlichen Sterblichen. Indes wird das ja nicht hindern, daß die Unsterblichen Ihnen gnädig bleiben.*[22] Auch von wissenschaftlichen Gesellschaften scheint Virchow nicht viel gehalten zu haben: *Gesellschaften altern schneller als die einzelnen, wenn nicht ihre Einrichtungen sich auf breiteste Grundlagen der Teilnahme und Arbeitslust stützen; sie sind vergessen, während sie noch existieren, wenn nicht der*

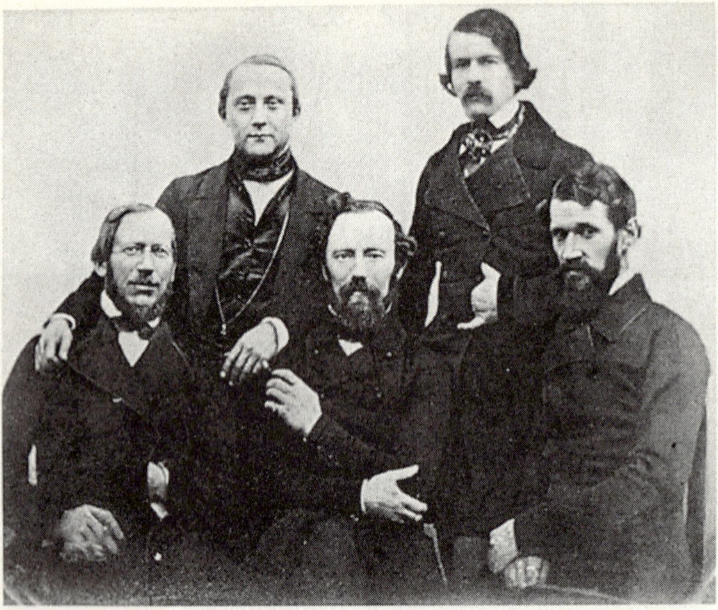

In Würzburg, 1850: stehend Rudolf Virchow (links) und Rudolf Albert Kölliker; sitzend Johann Joseph von Scherer, Franz Kiwisch Ritter von Rotterau und Franz von Rinecker (von links nach rechts)

Gegenstand ihrer Arbeit Erfolge verbürgt, welche zu neuer Tätigkeit anregen und das Ziel des Strebens weiter und weiter stecken.[23]

Die Berufung nach Würzburg ging nicht ohne Schwierigkeiten über die Bühne, zumal dem jungen Professor immer noch der Ruf eines Rebellen vorauseilte. In einem Schreiben an den Rektor bittet Virchow denn auch diesen förmlich, dem königlichen Ministerium die Versicherung zu geben, daß er erwarte, *eine gesicherte wissenschaftliche Stellung und nicht einen Tummelplatz für radikale Tendenzen*[24] vorzufinden.

Um so gediegener gestaltete sich der Würzburger Gelehrten- und auch Freundeskreis; zu ihm zählten der Anatom Rudolf Albert Kölliker (1817–1905), der Gynäkologe Franz Kiwisch Ritter von Rotterau (1814–1852), der Chemiker Johann Joseph von Scherer (1814–1869) sowie Franz von Rinecker (1811–1883), der Rektor der Universität. Erstmals legt Virchow hier in Würzburg die Kriterien für eine umfassende Sektionstechnik und zureichende Protokollführung der Leichenuntersuchung fest.[25] Nicht zuletzt geben seine zahlreichen Vorträge vor der Physikalisch-Medizinischen Gesellschaft Zeugnis für die Vielfalt seiner damaligen wissenschaftlichen Tätigkeit.[26]

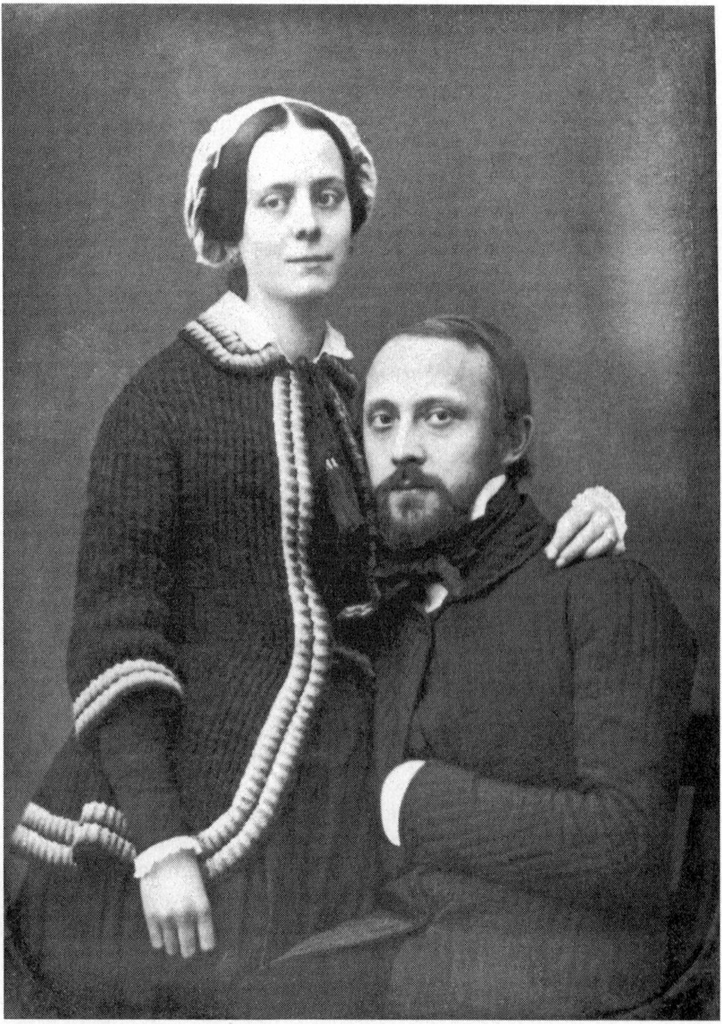

Rose und Rudolf Virchow, 1851

Die akademischen Jahre in Würzburg wurden Virchows «sieben fette Jahre»; sie sollten das wissenschaftliche Werk zur Reife bringen. Im Jahr 1855 erscheint erstmals der Begriff *Cellularpathologie* und damit das Konzept einer neuen Krankheitslehre. 1851 gab Virchow – gemeinsam mit Scherer und Eisenmann – die *Jahresberichte über die Leistungen und*

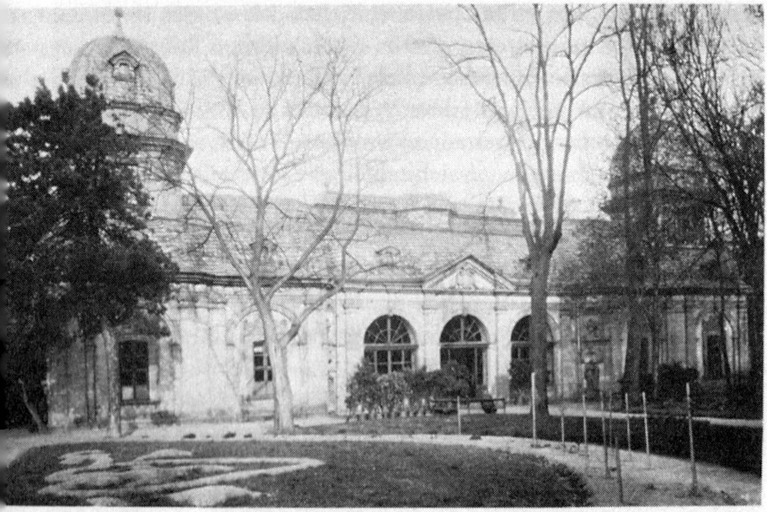

Der Gartenpavillon des Juliusspitals Würzburg, in dem zur Zeit Virchows die Pathologie untergebracht war. Foto aus der Zeit um 1890

Fortschritte der gesammten Medicin heraus, und ab 1854 sein berühmtes *Handbuch der speciellen Pathologie und Therapie*, auf das wir immer wieder eingehen müssen, weil hier die Grundideen der modernen Medizin in besonderer Eindringlichkeit zum Ausdruck kommen.

Virchow ist jetzt ein allseits anerkannter Pathologe geworden, der sich im Kreis seiner Fachgenossen – von Karl von Rokitansky in Wien bis zu Jakob Henle in Heidelberg – zu behaupten weiß, der sich in Würzburg ein hochangesehenes Kollegium bildet und dabei ist, seine eigenen und oft genug auch eigenwilligen Schüler heranzubilden. Zu seinem Würzburger Schülerkreis zählten zahlreiche spätere Koryphäen wie Wilhelm His (1831–1904), Edwin Klebs (1834–1913), Ernst Haeckel (1834–1919), Georg Eduard von Rindfleisch (1836–1908), Nicolaus Friedreich (1825–1882), Adolf Kußmaul (1822–1902) und Hugo Wilhelm von Ziemssen (1829–1902), um nur einige zu nennen. Sein Würzburger Assistent Ernst Haeckel bewundert an ihm die «göttliche Ruhe, Kälte und Konstanz, mit der er, immer sich gleich bleibend, alle Dinge höchst objektiv und klar auffaßt»[27]. Auch Carl Ludwig Schleich – 1883 als Assistent bei Virchow in Berlin – hat den Meister recht anschaulich beschrieben als einen «kleinen, gelbhäutigen, eulengesichtigen, bebrillten Mann mit dem eigentümlich stechenden und doch leicht verschleierten Auge, an dem die Armut von Wimpern auffiel. Die Augenlider waren papierdünn, wie pergamenten. Sehr fein geschnitten war die Nase, die den Stolz ihres

Trägers in zwei sehr graziös geschweifte Nüstern, die leicht beim Sprechen wie halb hohnvoll zitterten, bekundeten. Schmale, blutlose Lippen, nicht allzu üppiger grauer Vollbart.»[28]

Im Jahre 1856 wird Virchow nach Berlin zurückberufen. Wenige Jahre später bereits – 1858 – konnte er vor Berliner Ärzten eine Vorlesung halten über *Die Cellularpathologie in ihrer Begründung auf physiologischer und pathologischer Gewebelehre*, woraus dann noch im gleichen Jahr sein weltbekanntes Werk wurde: *Die Cellularpathologie.*

Virchows politische Karriere

Um die Zeit der Berufung von Würzburg nach Berlin sollte dann auch das beginnen, was man seine politische Karriere nennen könnte und in einzelnen Phasen auch eine Art von politischer Mission. Im Juli 1859 wurde Virchow – auf Vorschlag seines Freundes Salomon Neumann (1819–1908) – in den Berliner Stadtrat gewählt, wo er bis zu seinem Tode tätig blieb. Im gleichen Jahr nahm er an der Gründung des deutschen «Nationalvereins» teil, der sich die Sache der deutschen Einheit zum Ziel machte. Im Berliner Stadtparlament gehörte Virchow unter anderem den Deputationen für Gesundheitspflege, für die Statistik sowie für die Krankenanstalten an. Er war weiterhin Mitglied der Verwaltung der Kanalisationswerke, der Direktion des Märkischen Provinzial-Museums, des Kuratoriums zur Verwaltung der Heimstätten für Genesende sowie der Sanitätskommission. Er kümmerte sich um die Verbesserung des städtischen Turnwesens wie um die Schul-Gesundheitspflege und die Strafgesetzgebung.

Die preußischen Verfassungskämpfe der Jahre 1861 bis 1866, die im Zusammenhang mit der Schaffung eines deutschen Nationalstaates unter preußischer Führung ausbrachen, sahen Virchow mit seiner Fortschrittspartei von Anfang an in deutlicher Opposition zu Otto von Bismarck. Im Jahre 1861 hatte Virchow die «Deutsche Fortschrittspartei» mitbegründet; im selben Jahr wurde er in den Preußischen Landtag gewählt. Ein Konflikt mit Bismarck konnte nicht ausbleiben. Die Grundprinzipien seiner eigenen Politik hatte der am 24. September 1862 ernannte Ministerpräsident in einer Komitee-Versammlung klar genug zum Ausdruck gebracht, als er formulierte: «Nicht durch Reden und Majoritätsbeschlüsse werden die großen Fragen der Zeit entschieden – das ist der große Fehler von 1848 und 1849 gewesen –, sondern durch Eisen und Blut.»[29]

In den Augen Virchows freilich erschien der große Politiker Bismarck eher wie ein Mann, der *ohne einen Kompaß in das Meer der äußeren Verwicklungen hinausstürmt*, ein Politiker, dem *jedes leitende Prinzip*

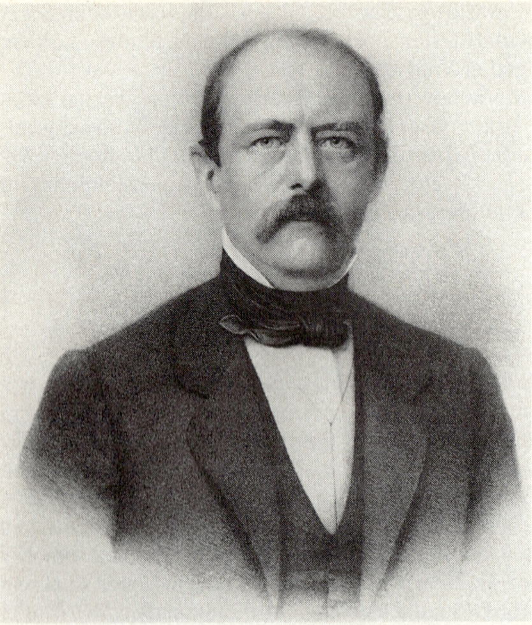
Otto von Bismarck

fehle und der keinerlei *Verständnis für ein nationales Wesen* habe, für das eben, *was aus dem Herzen des Volkes hervorgeht.*[30] Bismarck hingegen bescheinigte Virchow, daß er stets nur als ein «unzünftiger» Politiker geurteilt habe, daß Politik eben «keine exakte Wissenschaft» sei und ihm daher jedes «Verständnis für Politik» abgehe.[31]

Am 2. Juni 1865 war es im Preußischen Landtag zu einer lebhaften Debatte zwischen Virchow und Bismarck gekommen, welche die berühmt gewordene «Duell-Forderung» zur Folge hatte. Was war geschehen? In der Sitzung des Parlaments am 2. Juni 1865 hatte Virchow, Abgeordneter der Deutschen Fortschrittspartei im Preußischen Landtag, Bismarcks Politik mit einem Staatsschiff verglichen, das von verschiedenen Winden in verschiedene Richtungen gelenkt werde, und er hatte zum Schluß seiner Rede die Wahrheitsliebe des Staatenlenkers bezweifelt. Bismarcks Antwort war prompt und scharf, wenn er bemerkt, Virchow habe «lange genug in der Welt gelebt, um zu wissen, daß er sich damit der technischen und spezialen Wendung gegen mich bedient hat, vermöge deren man einen Streit auf das rein persönliche Gebiet zu werfen pflegt, um demjenigen, gegen den man den Zweifel an seiner Wahrheitsliebe gerichtet hat, zu zwingen, daß er sich persönliche Genugtuung fordert»[32]. Es blieb nicht beim formalen Protest. Am nächsten Tag schon ließ Bismarck durch den Hauptmann von Puttkammer eine Pistolenforderung an Professor Virchow überbringen. Durch Vermittlung des Kriegsministers von Roon konnte das Duell unterbunden werden; Bismarck verzichtete überdies auf eine formelle Ehrenerklärung seines Gegners.

Virchows politische Gegnerschaft blieb weiterhin ungebrochen und unerbittlich. Dem Landtag schlug er 1869 eine allgemeine europäische Entwaffnung anstelle immer neuer Rüstungen vor. Es habe genug Blut und Eisen auf der Straße zur deutschen Einheit gegeben. In einer Landtagssitzung vom 11. September 1862 bereits hatte sich Virchow die Frage gestellt, *ob die Ausgaben, welche wir für das Militär tragen, für die Dauer mit den Zwecken des Staates vereinbar* seien; er machte besorgt auf die wachsenden Lücken im Verkehrswesen, bei Kanalbauten, im Hochschulwesen aufmerksam, eben *weil die Ausgaben für das Militär-Budget so hoch* seien.[33]

Als liberaler Abgeordneter formulierte Virchow schließlich 1872 auch das neue Wahlprogramm der von ihm mitbegründeten Fortschrittspartei. Erstmals bekannte er sich hier zur Politik der Regierung und versprach, sie *in einem Kampf zu unterstützen, der mit jedem Tag mehr den Charakter eines großen Kulturkampfes der Menschheit annimmt.* Virchow ging es darum, *zu konstatieren, daß es sich beim Streit des Katholizismus mit der Regierung nicht um einen religiösen, nicht um einen konfessionellen Kampf handelt, sondern daß hier ein höherer, die ganze Kultur betreffender Kampf vorliegt.*[34] Mit den siebziger Jahren – im Zuge der augenscheinlich so erfolgreichen Außenpolitik Bismarcks – schwächten sich die Erfolge der Fortschrittspartei ab; ihre alten demokratischen und liberalen Ziele wurden mehr und mehr von der neuen Arbeiterpartei, den Sozialdemokraten, wahrgenommen. Die Aversion gegen Bismarck freilich blieb erhalten bis zuletzt, auch noch, nachdem Bismarck – zwei Jahre nach der Inthronisation des jungen Kaisers Wilhelm II. – sein Amt räumen mußte. Die *Enthebung des Fürsten* war für Virchow *eine Vorbedingung für die Genesung des Volksgeistes*[35].

Den Hauptteil seiner politischen Tätigkeit freilich hat Virchow der Budgetkontrolle gewidmet. Von 1872 bis 1902 war er Vorsitzender der Rechnungskommission des Preußischen Landtags. Hier glaubte er auch seine politische Funktion zur Kontrolle des Parlaments am ehesten ausüben zu können, während er den übergeordneten Reichstag lediglich für eine Scheineinrichtung hielt. Erst im Jahre 1880 gab er dem Drängen seiner politischen Freunde nach und erhielt einen Sitz im Reichstag, den er bis zum Jahre 1893 innehatte. Angesichts der Politik einer kolonialen Expansion des Deutschen Reiches mit den Jahren 1884/85 vertrat Virchow hier die Ansicht, daß eine koloniale Ausbreitung nicht nur eine teure und riskante, sondern letztlich auch nutzlose Angelegenheit sei. Als Mitte der achtziger Jahre die koloniale Expansion Deutschlands zur Debatte stand, mahnte Virchow vor den Naturforschern in Straßburg (1885), es sei absolut notwendig, *daß die Wissenschaft die Grundlagen bietet, auf denen einstmals die Ordnung der neuen Gemeinwesen drüben eingerichtet wird.* Virchow glaubte sich eines allgemeinen Echos seiner Proklamation sicher zu sein, als er hinzufügte: *Wir sprechen hier auf einer Tribüne, von welcher unser Wort weit in das Vaterland hineinhallt.*[36]

Über den letzten Endes wohl relativen Wert seiner politischen Betätigungen hat sich Virchow schon 1863 persönlich geäußert, als er bekannte: *Zur Beruhigung meiner Freunde kann ich hinzusetzen, daß die stille und oft unbemerkte Arbeit des Gelehrten einen größeren Aufwand an Kraft und Anstrengungen erfordert als die ihrer Natur nach geräuschvollere und daher meist dankbarere Tätigkeit des Politikers, welche mir wenigstens häufig wie eine Erholung erschienen ist.*[37] Gleichwohl blieb die politische Karriere durchsetzt und belastet von persönlichen Enttäuschungen. Er habe sich nach und nach von der *harten Ekelkur* erholt, die er *in den politischen Dingen* durchmachen mußte, schrieb er 1867 einem Freund, und seine Neigung wachse, sich ganz von der Politik zurückzuziehen. *Da ich keine Versuchung in mir spüre, für die Revolution zu arbeiten, so betrachte ich meine Rolle unter der Regierung König Wilhelms als ziemlich abgeschlossen. Zum National-Liberalen bin ich verdorben, und wenn ich einmal für die Zukunft arbeiten muß, so tue ich es lieber im Wege der Wissenschaft als in Pseudoparlamenten.*[38]

Beiträge zum öffentlichen Gesundheitswesen

Im Zuge seiner politischen Aktivitäten sind auch die beachtlichen Beiträge zum öffentlichen Gesundheitswesen zu sehen, die wir dem Arzt und Hygieniker Virchow zu verdanken haben. Bereits der junge Virchow war von der Überzeugung ausgegangen, daß es das Recht jedes Bürgers sei, *ein gesundes Leben* zu führen. Um das zu gewährleisten, müsse der Staat die notwendigen Voraussetzungen in bezug auf Ernährung, Wohnung, Kleidung und Arbeit schaffen. Das Instrument hierzu sei die *Öffentliche Gesundheitspflege.* Virchow stellte ein ganzes Spektrum von Maßnahmen vor: angefangen von einer Arbeitsmedizin über die freie Behandlung von Bedürftigen und die Versicherung gegen Invalidität und Krankheit bis zum Krankenhausbau, einer Gefängnisreform, der Städtesanierung und einer Schulhygiene.

Im Jahre 1883 legten Virchow und Karl Friedrich Otto Westphal (1833–1890) im Auftrag der «Kgl. wissenschaftlichen Deputation für das Medicinalwesen» ein Gutachten vor über die *Überbürdung der Schüler in den höheren Lehr-Anstalten*[39]. Hier ging es insbesondere um die Bestimmungen über eine angemessene Lehrstundenzahl. Bereits 1869 hatte Virchow sich *über gewisse die Gesundheit benachteiligende Einflüsse der Schulen* geäußert und eine allgemeine *Schul-Pathologie* gefordert.[40]

Wichtiger und weitreichender wurden seine Perspektiven und Programme zur Städtesanierung. Im Jahre 1868 hatte Virchow in der Vierteljahresschrift für gerichtliche Medizin (Neue Folge, Band IX) ein ausführliches *Gutachten über die Kanalisation von Berlin* vorgelegt. Zuvor hatte er sich neben der einschlägigen Literatur mit Einrichtungen in Paris (1867) und anderen Großstädten vertraut gemacht, in denen ähnliche Verhältnisse zur Debatte standen wie in Berlin.

Die sanitären Verhältnisse Berlins waren um 1870 noch mehr als miserabel. Eine Stadt von fast einer Million Einwohnern hatte weder eine zentrale Wasserversorgung noch brauchbare Abwässersysteme. Nur ein Viertel der Häuser besaß Wasserklosetts; Senkgruben und Aborthäuschen beherrschten das Stadtbild. Die Gossen mit häuslichen oder industriellen Abfällen endeten in den Kanälen der Stadt oder in der Spree. 1874 konnte Virchow einen Generalbericht über die Berliner Kanalisation vorlegen; 1877 bereits war der erste Abschnitt des neuen Kanalsystems beendet. Größten Wert legte Virchow dabei auf gründliche Voruntersuchungen und stetige Kontrollen. Vorrangiger als die wirtschaftlichen Probleme wurden ihm die gesundheitlichen Fragen. *Wir sind der Meinung* – so in einem Gutachten (1879) –, *daß die Rücksicht auf die öffentliche Gesundheitspflege, wie in England allgemein anerkannt ist, absolut entscheiden muß, und daß es dabei auf ein Mehr oder Weniger an Ausgaben um so weniger ankommt, als die Ersparung von Menschenleben für Staat und Gemeinde zugleich die beste Finanzmaßregel ist*[41]. Insgesamt dauerte der Ausbau der Berliner Kanalisation mehr als zwanzig Jahre; er kostete viele Millionen Reichsmark, die von der Bevölkerung der Stadt aufzubringen waren. Mit der Aussicht auf Gewinn an Gesundheit aber habe – so Virchow – die Bevölkerung diese enorme Belastung auf sich genommen. Als eine der ersten europäischen Großstädte erhielt Berlin somit auf Betreiben Virchows seit dem Jahr 1874 eine Kanalisation mit Rieselfeldern sowie eine zentrale Wasserversorgung. Berlin wurde zu einer «sauberen Stadt».

Zentral im Rahmen der öffentlichen Wohlfahrtspflege war des weiteren der Aufbau von regionalen Vieh- und Schlachthöfen. Äußerer Anlaß war für Virchow die zunehmende Verseuchung des Schweinefleischs mit Trichinen. Aufgrund seines Gutachtens wurde in Preußen 1877 die Trichinenschau gesetzlich vorgeschrieben. Virchows gesundheitspolitischer Aktivität ist nicht zuletzt der Neubau von vier kommunalen Krankenhäusern zu verdanken, so das Krankenhaus Moabit (1872), das Allgemeine Krankenhaus am Friedrichshain (1874), das Städtische Krankenhaus am Urban (1890) sowie ein Kinderkrankenhaus. Unmittelbar damit verbunden war Virchows Initiative für die Ausbildung von

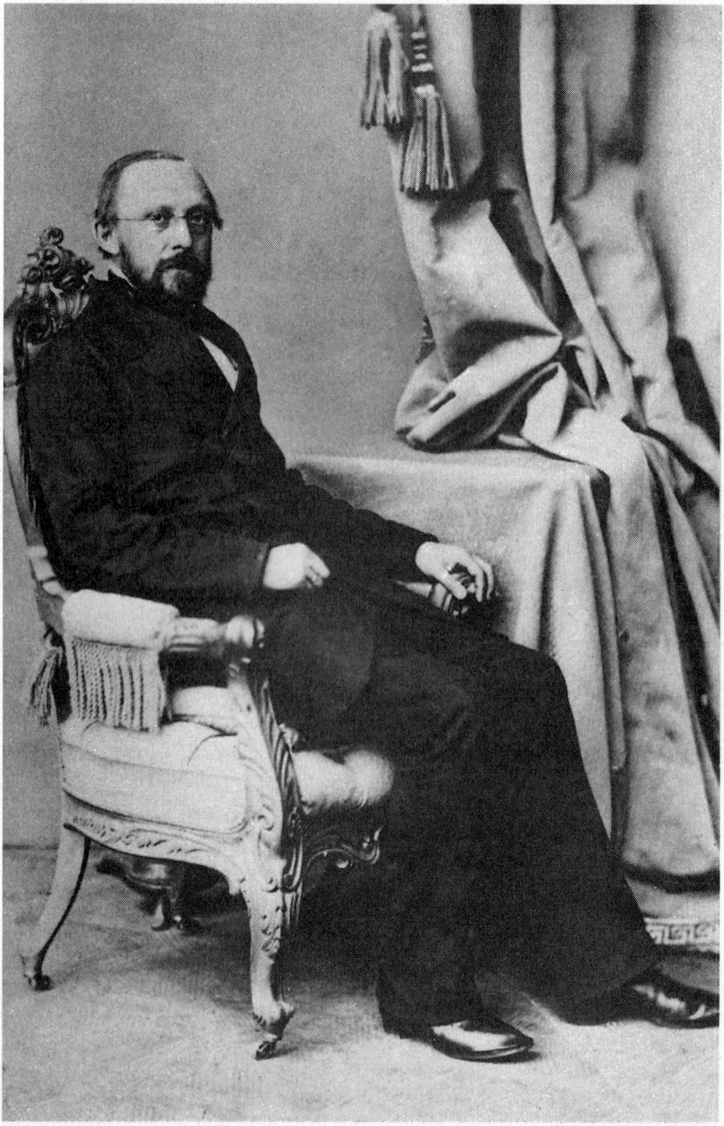

Rudolf Virchow

autonomen Krankenpflegerinnen, die unabhängig von kirchlichen Organisationen bleiben sollte.

Seinen jahrzehntelangen Bemühungen sei es – so Virchow 1901 – mit zu verdanken, daß Berlin *eine der reinlichsten und schönsten, aber auch der gesündesten Großstädte* geworden sei. Die *ganze Physiognomie der deutschen Hauptstadt* habe sich im Verlauf der zweiten Hälfte des neunzehnten Jahrhunderts von Grund auf verändert. Verkehrsregulierung und Kanalisation hätten einen *Umbau in jedem Hause* notwendig gemacht. *Das hat Hunderte von Millionen gekostet, aber meine Mitbürger haben die große Last übernommen in dem unverbrüchlichen Vertrauen, daß jede Geldsumme durch ein Äquivalent an Gesundheit und an Lebensdauer belohnt wird.*[42] *Ich will nicht*, schließt Virchow, *sprechen von der Cholera, den Pocken und anderen schlimmen Seuchen, welche der gesteigerte Verkehr oder die Kriegsnot uns brachte. Mir liegt nur daran, wieder einmal in Erinnerung zu bringen, wie unvermeidlich es ist, die praktische Medizin mit der politischen Gesetzgebung in unmittelbare Beziehung zu setzen.*[43] Daraus als Konsequenz: *Seitdem die öffentliche Hygiene als integrierender Bestandteil der allgemeinen Fürsorge aufgestellt worden ist, hat der Vorwurf, daß ein Arzt auch Politiker sei, alle Bedeutung verloren.*[44]

Anthropologische Forschungen

In der zweiten Lebenshälfte überwiegen neben den politischen Aktivitäten die ethnologischen und anthropometrischen Forschungen und damit das, was Virchow unter dem Sammelnamen «Anthropologie» zusammenfaßte, einem Begriff, der für ihn freilich nicht weit genug gefaßt sein konnte. Denn: *Die Anthropologie untersucht das Woher und das Wohin der Menschheit.* So 1880 im Korrespondenzblatt der Deutschen Gesellschaft für Anthropologie, Ethnologie und Urgeschichte.[45] Über sein neues Forschungsgebiet, die Anthropologie, berichtete Virchow erstmals auf der Naturforscherversammlung 1876 in Hamburg, genauer: über *Ziele und Mittel der modernen Anthropologie.* Anthropologie ist jetzt nicht mehr die allgemeine Kunde vom Wesen und der Natur des Menschen, sondern eingeengt und spezialisiert auf ein *auf allen Seiten streitiges Terrain.* Da erscheint zunächst die Anthropogenie als Geschichte der Menschenentstehung und jener Kulturentwicklung, die wieder in die Ethnologie einmündet. Eng damit verbunden ist das, was wir heute Vergleichende Kulturanthropologie nennen würden. Weiterhin bietet und bot die klassische Archäologie Material und Methoden an. Virchows eigentliches Forschungsobjekt aber wurde die Anthropometrie, die quantitative Erfassung aller Funde und Befunde am Menschen.

In diese Jahrzehnte der zweiten Hälfte des neunzehnten Jahrhunderts fallen seine anthropologischen Messungen an Knochen und Stützgeweben, vor allem an Schädeln, fallen zahlreiche und vielschichtige Studien vorgeschichtlicher, archäologischer und ethnologischer Natur, die Virchow bald schon zu einem weltweit anerkannten Pionier einer neuen Forschungsrichtung machten, der «Anthropologie, Ethnologie und Urgeschichte». Sein Interesse an Knochenmißbildungen konzentrierte sich in erster Linie auf die Schädelbasis, in welcher er die charakteristischen Beziehungen zwischen der Gestalt des Schädeldachs, des Gesichts und des Gehirns ausgedrückt fand. Er zeigte sich davon überzeugt, daß seine Untersuchungen *an die Stelle instinktiven Fühlens und ahnungsvoller Anschauung die sichere Erkenntnis meßbarer Größen gesetzt*[46] hätten. Wenig später schreibt er in seinem *Archiv* (1858) über die Forschungssituation der Knochenbildung: *Hielte man in der Medizin besser Haus mit dem Erwerb der Vorfahren, so wäre es wahrscheinlich nicht mir vorbehalten gewesen, den Versuch zu machen, auf diesen Grundlagen die Theorie der abnormen Schädelformen zu entwickeln und die typischen Formen genetisch zu scheiden.*[47]

Im Jahre 1857 veröffentlichte er seine *Untersuchungen über die Entwicklung des Schädelgrundes im gesunden und krankhaften Zustande und über den Einfluß desselben auf Schädelform, Gesichtsbildung und Gehirnbau.* 1869 trat er der «Deutschen Anthropologischen Gesellschaft» bei, deren langjähriger Leiter und Förderer er wurde; 1876 hielt er seinen damals vielbeachteten Berliner Akademievortrag über die *Anthropologie der Deutschen.* Im selben Jahr nahm Virchow im Namen der Deutschen Anthropologischen Gesellschaft seine berühmt gewordenen Untersuchungen deutscher Schulkinder vor.[48] Untersucht wurden 6760000 Schulkinder auf die Farbe ihres Haares, ihrer Augen und ihrer Haut. Virchow kam – im deutlichen Widerspruch zu den damals zunehmenden rassistischen Tendenzen – zu dem Ergebnis, daß jede Nationalität *von zusammengesetztem Charakter* sei, es *reine Rassen* daher gar nicht geben könne. So wie die hugenottischen Flüchtlinge in Deutschland längst *germanisiert* seien, so hätten auch zahlreiche Juden aus Rußland und Polen sich als *ein kräftiges Ferment des kulturellen Fortschritts* erwiesen.[49]

Eine besonders eigenwillige Rolle spielte der Anthropologe Virchow in einem der großen wissenschaftlichen und weltanschaulichen Stellungskriege des neunzehnten Jahrhunderts, in dem Streit um den Ursprung des Menschen. Schon in jungen Jahren (1858) war er zu der Überzeugung gekommen, daß die *mechanische Theorie des Lebens* durch den Gedanken einer *gewissen Stufenfolge* und *Übergangsfähigkeit* von Art zu Art *eine wirkliche Sicherheit* gewinnen könne. Er hielt auch späterhin die «Abstammungstheorie», wie man damals die Evolutionslehre Darwins nannte, für eine außerordentlich fruchtbare Idee. Um so energischer

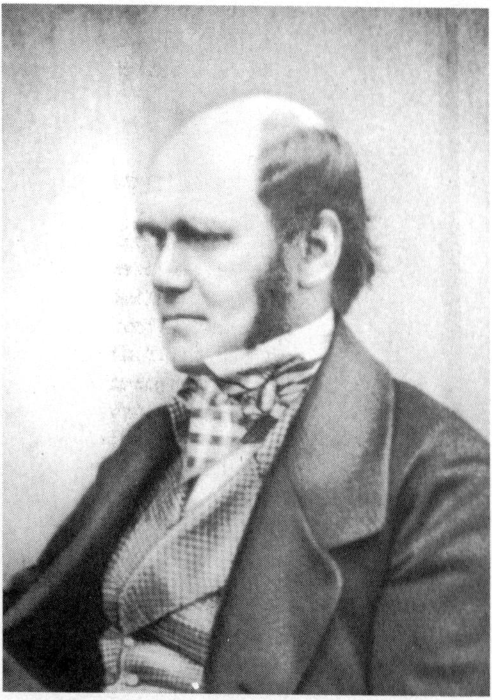

Charles Darwin

wandte sich Virchow gegen alle Versuche, aus den Hypothesen des Darwinismus eine Weltanschauung zu machen, wie dies vor allem sein Schüler Ernst Haeckel in den siebziger Jahren versucht hat. In seiner Münchner Naturforscher-Rede über die *Freiheit der Wissenschaft* (1877) bekannte Virchow sich ausdrücklich als Freund des *unsterblichen Darwin*, lehnte es aber ab, sein *Anhänger* zu werden, solange ausreichende Beweise für eine verbindliche Evolutionstheorie fehlten.

Weniger bekannt, jedoch um so folgenreicher sind Virchows Beiträge zum damals noch jungen Fach der Archäologie. Seine erste archäologische Entdeckung (1865) war das Auffinden von Pfahlbauten in Norddeutschland, vor allem am Ufer des Lübtowsees in Pommern. 1870 grub er Burgwälle in der Lausitz aus. Bei der Ausgrabung eines Burgwalls in Wollstein (Provinz Posen) traf er im Mai 1875 mit dem dortigen Amtsarzt, dem Kreisphysikus Dr. Robert Koch (1843–1910), erstmals zusammen, der über die gemeinsame Arbeit in den «Verhandlungen der Berliner Gesellschaft für Anthropologie»[50] berichtete. Im Zuge seiner archäologischen Studien ging Virchow sehr bewußt den weitverzweigten Kulturwegen nach, die vielfach mit den großen Handelsstraßen zusam-

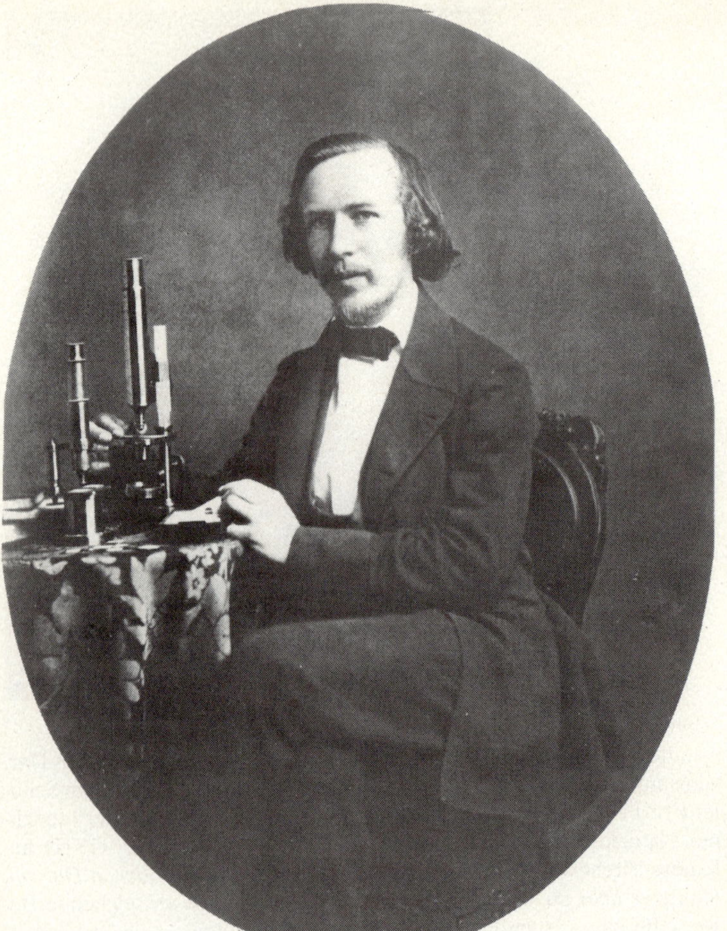

Ernst Haeckel

menfielen. Ihn faszinierten dabei der Bernsteinhandel der jüngeren Steinzeit ebenso wie die arabischen Silbermünzen des frühen Mittelalters. Ihn interessierten die Hausurnen in gleichem Maße wie die Haustypen. So entdeckte er in der Schweiz das älteste stehende Holzhaus aus dem Jahre 1346, dessen Zahlen übrigens arabischen Ursprungs waren.

Im Jahre 1869 hatte Virchow die «Berliner Gesellschaft für Anthropologie, Ethnologie und Urgeschichte» begründet, deren Vorsitz er übernahm und in deren «Verhandlungen» er mit zahlreichen eigenen Beiträgen eine reiche publizistische Aktivität entfaltete. In dieser Gesellschaft traf Virchow Ende August 1875 auf Empfehlung des englischen Homer-Forschers W. E. Gladstone mit Heinrich Schliemann zusammen, eine Begegnung, die eine langjährige, wenn auch oft schwierige Freundschaft zur Folge hatte. Heinrich Schliemann (1822–1890) hatte sich zum Ziel gesetzt, das Troja Homers zu erschließen und damit auch andere Stätten des griechischen Heroenzeitalters. Durch Trennung der archäologischen Schichten gelang es ihm, eine relative Chronologie der Kultur- und Siedlungsgeschichte aufzuzeigen. Als Leitfaden dienten ihm dabei vielfältige Bodenfunde (Keramik, Waffen, Schmuck). Dahinter stand als Ziel, zusammenhängende Siedlungsviertel zur Darstellung zu bringen, die «Stadt Troja» eben mit der Struktur von Burganlagen, Palast, Speichern, Befestigungen, Wirtschaftsgebäuden. Obschon die Ergebnisse seiner Rekonstruktionen, an denen Virchow mit Ratschlag und Kritik wesentlich beteiligt war[51], nicht unwidersprochen blieben, kann Schliemann doch als Wegbereiter einer neuen Wissenschaft, der «Historischen Archäologie», bezeichnet werden.

Im Jahre 1874 hatte Schliemann Virchow um sein Urteil über von ihm in Hissarlik gefundene «Gesichtsurnen» gebeten. Im Frühjahr 1879 begleitete Virchow Schliemann bei seinen Grabungen in Hissarlik. Diesen Hissarlik, den Ruinenhügel über Troja, beschreibt Virchow in seinen *Beiträgen zur Landeskunde der Troas* (1879) als *herrliches Panorama, das von den schneeigen Rücken des Ida bis zu dem wolkengekrönten Bergkoloß von Samothrake hinüberreicht*[52].

Dank beharrlicher Vermittlungen Virchows schenkte Schliemann im Jahr 1880 seine wertvollen Sammlungen aus Kleinasien und Mykene dem Berliner Völkerkunde-Museum. Die Stadt dankte ihm mit der Ernennung zum Ehrenbürger.

Im Jahre 1888 bereisten Schliemann und Virchow nochmals zu gemeinsamen Studien Ägypten. Neben dem Messen von Mumien befaßte sich Virchow unter anderem mit der chemischen Zusammensetzung der altägyptischen Augenschminke wie auch mit dem Körperbau der Ägypter oder der Knochenstruktur der Katzen in den umfangreichen Nekropolen. Im Jahre 1895 noch hielt der greise Virchow in Berlin einen Akademievortrag über *Die kulturgeschichtliche Stellung des Kaukasus*, in welchem er über seine Expeditionen in den Kaukasus in den Jahren 1881 (am Gräberfeld von Koban) und 1894 berichtete.

Wir haben uns abschließend zu diesem Themenkreis zu vergegenwärtigen, daß unter den 1180 anthropologischen Veröffentlichungen Virchows 523 Themen der sog. «physischen Anthropologie» gewidmet waren, dem also, was wir eher «Anthropometrie» nennen würden, während die übrigen Beiträge archäologische und prähistorische Untersuchungen darstellen, darunter grundlegende Arbeiten über Pfahlbauten, Burgwälle und Gräberfelder im Norden und Osten von Deutschland. Was Vir-

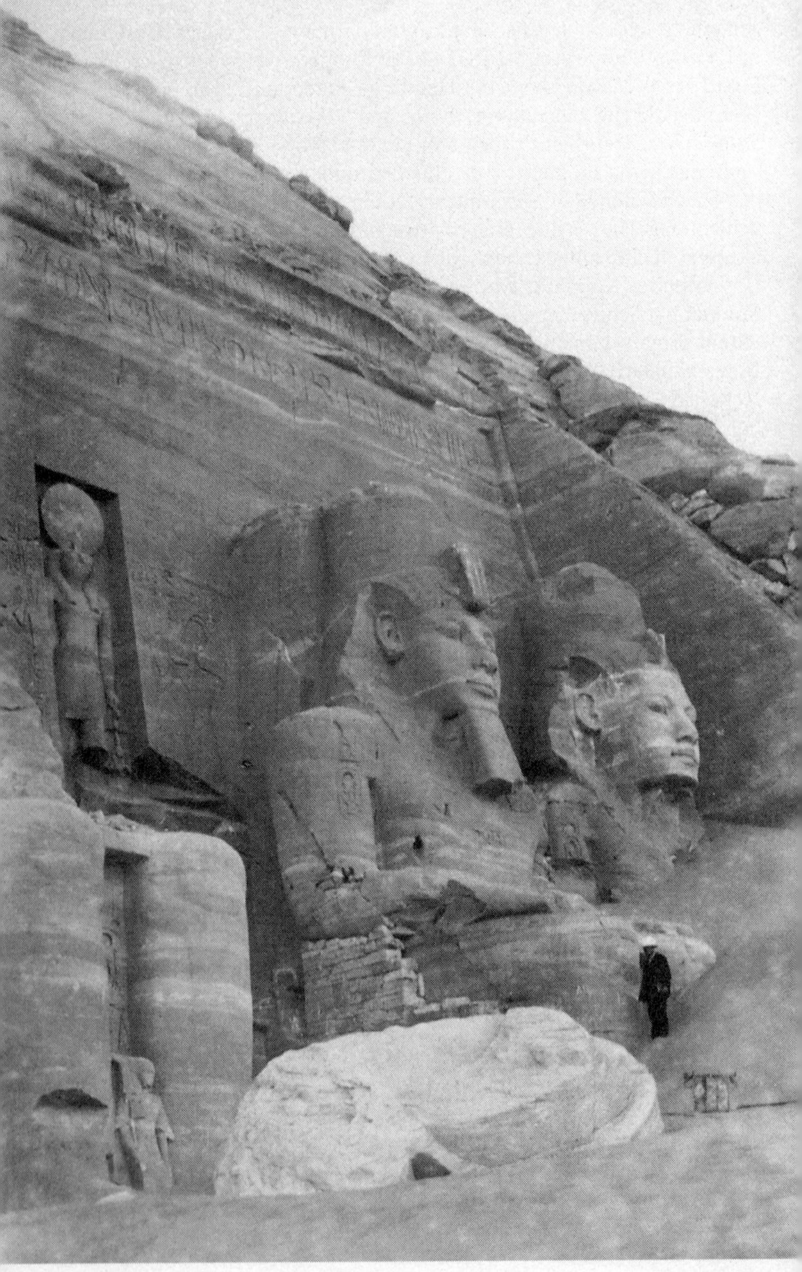

chow letztlich suchte, war – darzustellen mit Methoden der Naturwissenschaft – das, was Balzac eine «Vergleichende Anatomie der Kulturen» genannt hat.

Kulturpolitische Appelle

Nicht übersehen werden sollten im Überblick über sein Lebenswerk Virchows kulturhistorische Beiträge und kulturpolitische Appelle, so die berühmt gewordene Goethe-Rede (1861), so seine beiden Rektoratsreden (1892/93) an der Universität zu Berlin, so nicht zuletzt auch seine prinzipiellen Auseinandersetzungen um den Begriff «Kultur» im historisch gewordenen «Kulturkampf».

Es war in letzter Konsequenz der «Kulturkampf», der Rudolf Virchow zu einer eindeutigen weltanschaulichen Stellungnahme zwang. Hier fand er sich in einer Position, die ihm erlaubte, die Trennung von Glauben und Wissen unerbittlich zu postulieren, damit auch die Trennung von Geistlichem und Weltlichem, von Kirche und Staat, um auf einer neuen säkularisierten und liberaleren Basis seinen Begriff von «Kultur» zu proklamieren. «Kultur» – das war für Virchow zunächst einmal *das* Thema der Medizin, einer Heilkunde allerdings, die sich die Kultivierung des ganzen Menschen und damit auch der Gesellschaft zum Ziele gesetzt hatte. Bereits in seiner *Medicinischen Reform* (1849) hatte der junge Virchow versucht, mit aller Energie die Ärzte *aus der exzeptionellen Stellung* herauszubringen, in welche sie *der verkehrte Zustand unseres Kulturganges* gebracht habe; er hatte mit aller Entschiedenheit gefordert, *daß die Ärzte dereinst als die eigentlichen Träger der wahren Kultur auftreten sollen.*[53]

Virchow hatte somit bereits in jungen Jahren einen eigenständigen, naturwissenschaftlich wie humanistisch unterbauten Begriff von «Kultur» vorgelegt, einer Kultur, die ausgehen müsse von der Natur des Menschen und seinen ihm eingepflanzten Bedürfnissen. Das sich selbst bestimmende, von Natur aus frei auf sich stehende Individuum war für ihn zeitlebens eine Selbstverständlichkeit. *Ich halte auf mein Recht* – schrieb er im Vorwort zu seiner *Cellularpathologie* (1858) –, *und darum erkenne ich auch das Recht der anderen an. Das ist mein Standpunkt im Leben, in der Politik, in der Wissenschaft. Wir sind es uns schuldig, unser Recht zu verteidigen, denn es ist die einzige Bürgschaft unserer individuellen Entwicklung und unseres Einflusses auf das Allgemeine.*[54]

Heinrich Schliemann (rechts, mit weißem Tropenhelm) vor dem Großen Tempel von Abu Simbel. Foto: Rudolf Virchow

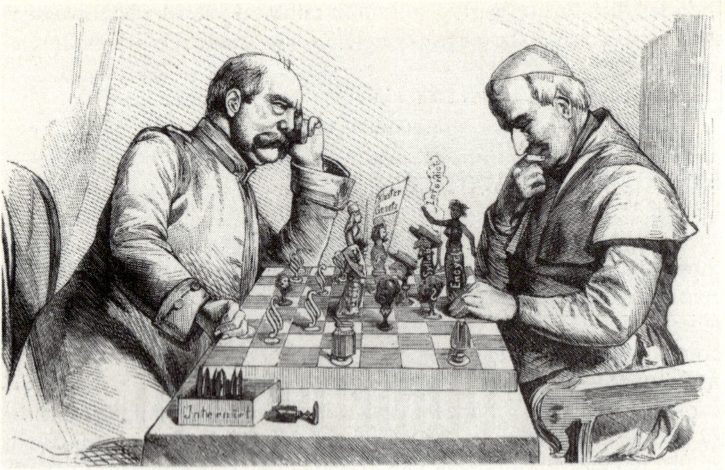

Karikatur zum Kulturkampf aus dem «Kladderadatsch», 16. Mai 1875

Im Zuge der kulturpolitischen Auseinandersetzungen Ende der sechziger und Anfang der siebziger Jahre verstand Rudolf Virchow es allerdings nur zu gut, aus dem Prinzip «Kultur» ein Instrument zu machen. Was war vorausgegangen? Äußerer Anlaß des «Kulturkampfes» war die Enzyklika «Quanta cura» geworden, die Papst Pius IX. am 8. Dezember 1864 veröffentlichte und in der er mit einem «Syllabus errorum» die «Hauptirrtümer» des modernen Zeitalters anprangerte, nämlich Naturalismus, Rationalismus und Pantheismus. Alle weltlichen Herrscher hätten sich der alleinigen Jurisdiktion der Kirche zu unterwerfen; Religions- und Meinungsfreiheit könnten nicht geduldet werden. Staatliche Gegenmaßnahmen der deutschen Regierung, vor allem im Schulwesen und in der Administration, blieben nicht aus.

Am 30. Januar 1873 – auf dem Höhepunkt des Kulturkampfes – rief Virchow den Abgeordneten der katholischen Zentrumspartei zu: *Auch für uns ist das Individuum kein zufälliges, kein plan- und zweckloses Ding; auch wir sind der Überzeugung, daß das Individuum seine Existenz, die Formen seiner Lebensäußerungen, die Formen seiner geistigen Tätigkeit ewigen Gesetzen verdankt, daß diese Gesetze nicht entstanden sind durch irgendeinen beliebigen Zufall; auch wir glauben daran, daß es eine allgemeine Ordnung gibt; aber wir sind allerdings nicht überzeugt, daß irgendein Sterblicher diese Ordnung zu durchschauen imstande ist.* Eine Instanz, welche sich *in dem vollen Besitz der Erkenntnis* glaubte, *welche die göttliche Ordnung erschließen*[55], war für einen Virchow einfach unerträglich. Der staatlich geführte, wiewohl ideologisch untermauerte Kulturkampf erreichte im Sommer 1874 – nach einem Attentat auf Bismarck – einen neuen, letzten Höhepunkt und flaute erst nach dem Tod von Papst Pius IX. im Februar 1878 ab.

Auf die ursprüngliche Bedeutung seines Kulturprogramms kam Virchow zurück, als er am 15. Oktober 1892 in seiner Rektoratsrede an der Friedrich-Wilhelms-Universität zu Berlin über *Lernen und Forschen*[56] sprach. Hier ging er von jenem speziellen *Kulturauftrag* aus, der schon immer im Mittelpunkt des Universitätslebens gestanden habe und der – angesichts der *gewaltigen Veränderungen* in allen Bereichen des Lebens – nicht *isoliert inmitten des allgemeinen geistigen Lebens der Völker*[57] gesehen werden könne.

Für die niederen Lehranstalten sei die Universität daher eine dauernde Mahnung, ihre Zöglinge so vorzubereiten, daß sie den Unterricht mit vollem Verständnis in sich aufnehmen, für die höheren ein Vorbild, nach dem sie ihre Methoden und ihre Einrichtungen gestalten könnten. Andererseits sei die Universität aber auch berufen, *immer neue Geschlechter junger, wohl vorbereiteter Männer dem Staat und der Gesellschaft zuzuführen, welche, erfüllt mit geordneten Kenntnissen, getragen von sittlichem Ernst, die heilige Flamme der Wissenschaft bewahren und hinaustragen in alle Wirrnisse und Dunkelheiten des täglichen Lebens*[58]. Als die wichtigste Aufgabe erscheine hier – *mit allen seinen Konsequenzen in vollem Bewußtsein und mit heiligem Ernste* – das methodische Lernen.

Weder Lehrer noch Lernende dürften je vergessen, daß das Ziel des Universitätsstudiums ein sehr hohes sei, nämlich: allgemeine wissenschaftliche und ethische Bildung bei voller Kenntnis der Fachwissenschaft. *Wenigstens einmal im Leben, und zwar am Schlusse seiner Universitätszeit, sollte der gebildete junge Mann soweit vorgerückt sein, daß sein Wissen dem mittleren Stande der wissenschaftlichen Forschung, zumal in seinem Fache, entspricht. Gelingt ihm das bis dahin nicht, so ist wenig Hoffnung, daß er jemals im Kreise seiner Genossen ein ebenbürtiger Fachmann sein wird. Er hat alle Aussicht, sein Leben lang ein Stümper zu bleiben.*[59] Nur ausnahmsweise kehre in einer späteren Zeit des Lebens *eine Periode gleicher Lernfreiheit* wieder, wie sie dem akademischen Bürger nun einmal zuteil werde. Virchow plädierte abschließend mit großer Leidenschaft für eine neue, eine *moderne Weltanschauung*, die freilich *ganz und gar auf dem Boden der Naturwissenschaften* zu erbauen sei.[60]

Vom Geiste einer einheitlichen Weltanschauung auf dem Boden der Naturwissenschaft getragen war auch die zweite Rektoratsrede (1893), der Virchow den das ganze Jahrhundert charakterisierenden Untertitel gab vom *Übergang aus dem philosophischen in das naturwissenschaftliche Zeitalter*. Bereits auf der Berliner Naturforscherversammlung (1886) hatte Werner von Siemens «Das naturwissenschaftliche Zeitalter» prokla-

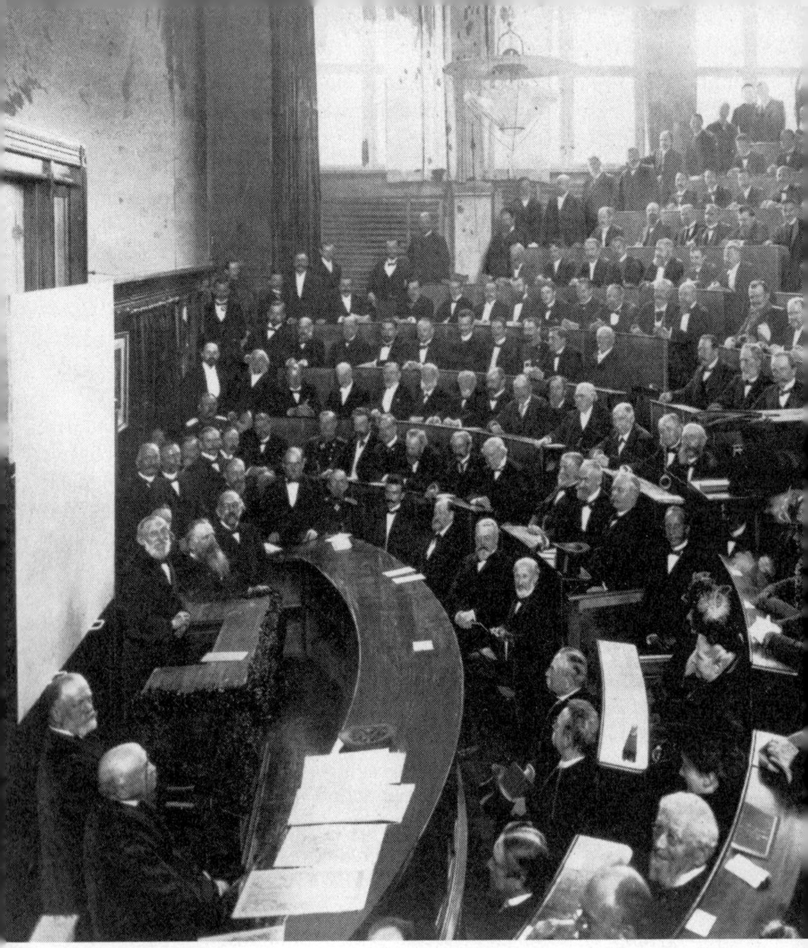

Festveranstaltung zum 80. Geburtstag Virchows im Hörsaal des Pathologischen Museums Berlin

miert. Durch den Bund zwischen Naturwissenschaft und Technik sei die Kulturentwicklung unaufhaltsam geworden, um von nun an die stetige, progressive Entwicklung des Menschengeschlechts zu garantieren.

Als eine wesentlich tiefer greifende Kulturrede, als ein über alles Fachliche und Politische hinausreichendes Kulturprogramm mag seine Goethe-Rede (1861) angesehen werden, die damals viel beachtet wurde, aber bald schon in Vergessenheit geriet. Auf Veranlassung eines Komitees zur Errichtung eines Goethe-Denkmals hatte Virchow in der Berliner Singakademie am 7. Februar 1861 eine emphatische Rede auf *Goethe als*

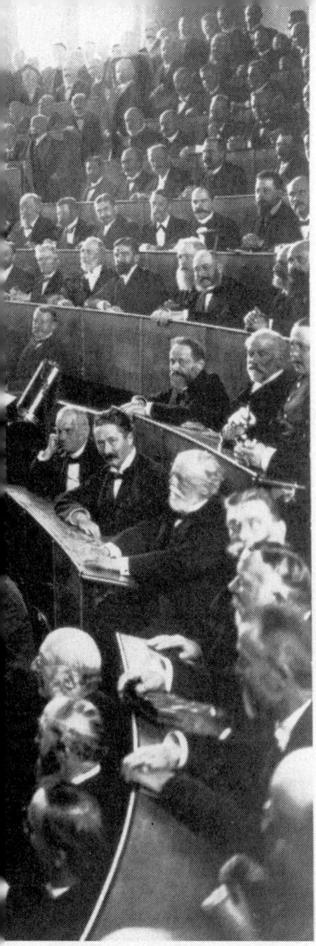

Naturforscher gehalten. Das alle Menschen verpflichtende *Gesetz* aber – so der Redner – hätten Goethe wie Schiller *in der Natur wie in der Kunst* gesucht, gleich weit abgewendet *von der Willkür der Dichterlinge und von der Botsmäßigkeit der Frömmler.* Der reife Virchow neigte offensichtlich mehr und mehr jener Synopsis zu, wie er sie im Menschenbild Goethes vorzufinden glaubte, wenn er bekannte: *Idealismus und Realismus, Philosophie und Naturwissenschaft, sie finden ihre beglückende Versöhnung in der ästhetischen Entwicklung des Individuums.*[61] Und es waren wohl nicht zuletzt Schillers Impulse zur «ästhetischen Erziehung» des Menschen, die den Naturforscher zu dem erstaunlichen Urteil brachten: *Das sinnliche und das vernünftige Streben heben sich auf im ästhetischen Zustand.*[62] Dieser alles vernünftige wie sinnliche Streben überhöhende Zustand war es denn auch, der Virchow veranlaßt hat[63], den wohl berühmtesten Satz aus «Dichtung und Wahrheit» über die Medizin zu zitieren, der lautet: «Die Gegenstände ihrer Bemühungen sind die sinnlichsten und zugleich die höchsten, die einfachsten und die kompliziertesten. Die Medizin beschäftigt den ganzen Menschen, weil sie sich mit dem ganzen Menschen beschäftigt.»

Rückblick auf das Lebenswerk

Wie ein Epilog auf sein Lebenswerk mutet Virchows Danksagung an seine Freunde an, die er aus Anlaß seines 80. Geburtstags veröffentlicht hat und wo er noch einmal bekennen zu müssen glaubte: *So hat der Gang meiner Forschungen nicht nur die Länder und deren Bewohner in den Kreis meiner Darstellung gebracht, sondern ich habe je nach Umständen sowohl die Medizin und die Naturwissenschaften als auch die Anthropologie und die Archäologie, gelegentlich auch die Literatur, die Philosophie, die Politik und die sozialen Zustände zum Gegenstand meiner Studien*

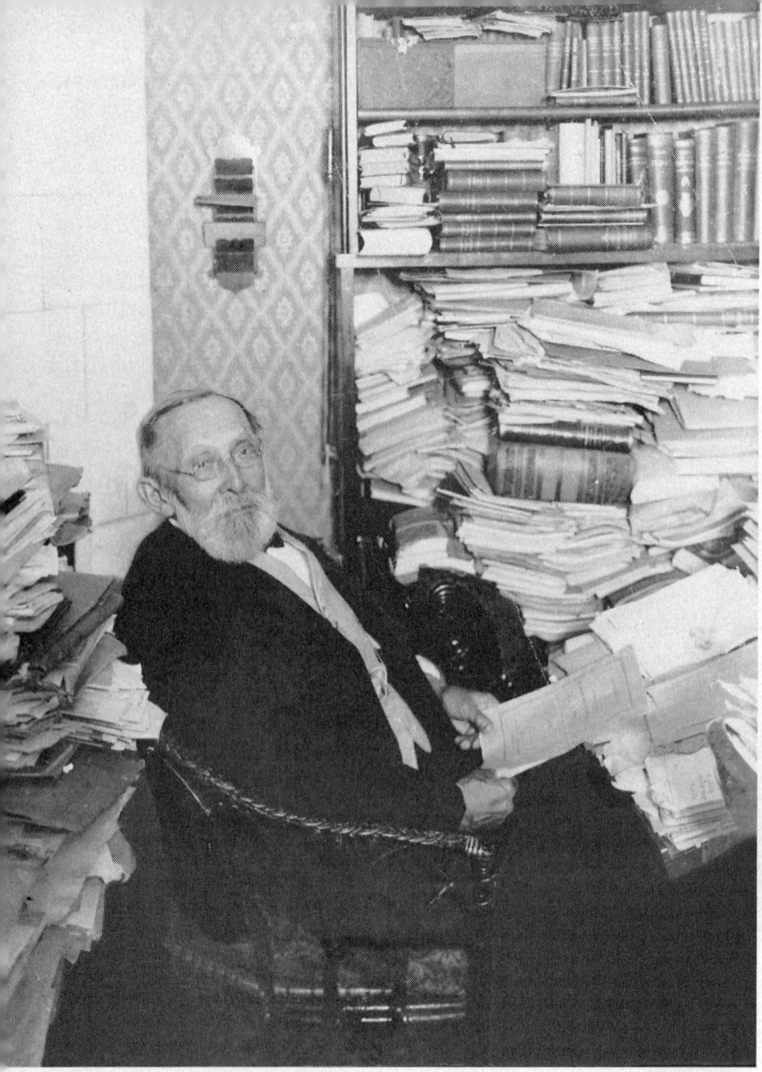

Virchow in seinem Arbeitszimmer, 1901

gemacht.[64] Zu seinem 80. Geburtstag waren Huldigungsadressen und Geschenke aus der ganzen Welt nach Berlin gekommen: aus allen Teilen Europas, aus dem weiten Rußland, aus Australien und Neuseeland, aus Nordamerika, aus Japan nicht zuletzt. Virchow ist noch im gleichen Jahr – in seiner *Danksagung* vom 15. Dezember 1901 – auf alle diese Ehrungen im einzelnen eingegangen.[65]

Bei allen Huldigungen und Ehrungen glaubten Virchows Zeitgenossen aber auch, an dem Meister eine gewisse Kälte seines Charakters empfinden zu müssen, und sie haben immer wieder seine Neigung zu Kritik und Polemik herausgestellt. Franz Boas spricht von seinem «kalten Enthusiasmus für die Wahrheit»[66]. In seiner Lebensführung sei Virchow durchaus asketisch gewesen, er fand keine Zeit für Sport oder Hobbys. Er duldete aber auch selber Kritik und respektierte die Rechte der anderen. Gerühmt wird durchweg seine Geradlinigkeit, die sich im Alter bis zur Halsstarrigkeit steigern konnte.

Weltberühmt und unangefochten der führende Kopf der Naturwissenschaften Deutschlands, ist Rudolf Virchow am 5. September 1902 in Berlin verstorben. Er war in der Leipziger Straße von einer fahrenden Straßenbahn abgesprungen; der alte Mann hat sich von den Folgen einer dabei erlittenen Oberschenkelfraktur nicht mehr erholt: der erste große Verkehrstote des zwanzigsten Jahrhunderts! Nur wenige Stunden nach seinem Ableben brachte die «Vossische Zeitung» ein schwarzumrandetes Extra-Blatt: «Prof. Rudolf Virchow ist um 2 Uhr nachmittags gestorben.» Der Kaiser sandte ein Beileidstelegramm; Kondolationen aus aller Welt häuften sich. Die Stadt Berlin beschloß in einer Sondersitzung, ihrem Ehrenbürger ein Begräbnis auf Stadtkosten zuteil werden zu lassen. Zehntausende nahmen an den Trauerfeierlichkeiten teil. Am 9. September wurde Virchow auf dem Matthei-Kirchhof, in unmittelbarer Nähe seines Schwiegervaters Carl Mayer, beigesetzt. Zeitungen und Fachzeitschriften aus der ganzen Welt würdigten sein Lebenswerk.

Rudolf Virchow und seine Frau Ferdinande Amalie Rosalie, geb. Mayer (1832–1913) hinterließen sechs Kinder: Karl Virchow (1851–1912), Dr. phil., Handels-Chemiker in Berlin; Hans Virchow (1852–1940), Dr. med., Professor für Anatomie an der Akademie der bildenden Künste Berlin; Adele Virchow (1855–1941), verheiratet mit Rudolf Henning, Professor der Germanistik in Straßburg; Ernst Virchow (1858–1942), Hofgärtner in Kassel-Wilhelmshöhe; Marie Virchow (1866–1951), verheiratet mit Carl Rabl, Professor der Anatomie in Prag; Hanna Virchow (1873–1963), bis zu ihrem Tode wohnhaft in Berlin.

Das anthropologische Grundkonzept

Es ist der Mensch an sich, der den Arzt wie den Naturforscher Virchow in allen Phasen seines Lebens fasziniert hat. Bereits im Jahre 1848 begann er eine Studie niederzuschreiben, der er den Titel *Der Mensch* gab und in der er seinen Ideen von der Wissenschaft und vom Humanismus Ausdruck geben wollte. Denn Humanismus, das war für ihn immer nur wissenschaftliche Selbsterkenntnis, das ist – so schreibt er – der denkende Mensch schlechthin in seinen Beziehungen zu sich selbst, zu allen anderen und zu seiner jeweilig wechselnden Umwelt.

Wenn Virchow von einer *das gesamte menschliche Wesen umfassenden Anthropologie* sprach, dann verstand er darunter *nicht bloß die äußere, objektive, sondern auch die innere, subjektive Erfahrung.* Er vertrat damit eine ungemein konkrete Philosophie als die *Wissenschaft vom Wirklichen*, die nichts anderes sein könne als *Erkenntnis des Wesens des Individuellen* und damit auch unser *eigenes Bewußtsein* betreffend. Diese Art von *wissenschaftlicher Selbsterkenntnis* nennt Virchow Humanismus, und er bringt diesen auf die Formel: *Seine Basis ist die Naturwissenschaft, sein eigentlicher Ausdruck die Anthropologie.*[67] In diesem Humanismus findet das menschliche Bewußtsein sein Ziel und seine letzte Befriedigung.

Ausgehend von dieser These sehen wir uns nun in der Lage, den so eigenwilligen erkenntnistheoretischen Prinzipien des jungen Virchow näherzukommen, seine methodologische Dialektik ins rechte Licht zu rücken, um damit auch die Grundlagen einer neuen, eigenständigen Wissenschaftstheorie zu verstehen. Wir bekommen das Konzept jener «Einheitswissenschaft» in den Blick, das die Realisierung seiner medizinischen wie auch sozialpolitischen Programme erst ermöglichen konnte. Als letzte Konsequenz dieses Konzeptes aber begegnet uns die Heilkunde als eine in sich geschlossene Menschenlehre, als Medizinische Anthropologie.

Grundlagen einer Wissenschaftstheorie

Als Virchow vor den Naturforschern in Stettin (1863) *Über den vermeintlichen Materialismus der heutigen Naturwissenschaft* sprach, fand der streitbare Mediziner Gelegenheit, seine erkenntnistheoretischen Prinzipien so klar wie energisch zum Ausdruck zu bringen. Auf der einen Seite wollte er sich ausschließlich *auf dem Gebiet sicherer Tatsachen* bewegen, um alle Spekulationen auszuklammern; auf der anderen Seite aber beharrte er darauf, *die Tatsachen sprechen zu lassen, um uns als ihre Interpreten zu gerieren.* Und noch einmal – unter Berufung auf Francis Bacon –: *Wir sollen die Interpreten der Tatsachen sein; die Tatsachen sollen durch unseren Mund sprechen.*

Einen Punkt gebe es allerdings – so Virchow –, wo die Naturforschung inkompetent sei, und das seien *die Taten des Bewußtseins.* An diesem Punkte glaubte Virchow auch als Naturforscher einen Kompromiß mit den herrschenden Kirchen schließen zu müssen. Denn hier sei ein Gebiet, welches lediglich *dem freien Ermessen des einzelnen, sei es nach seiner eigenen Konstruktion, sei es nach den ihm überkommenen Begriffen, zusteht.* Virchow schloß sein Grundsatzreferat mit bewegten Worten: *Das ist mein Glaubensbekenntnis als Naturforscher, welches, wie ich meine, allen gerecht wird und fern davon ist, ein materialistisches zu sein. Es ist das Glaubensbekenntnis, welches, nur ausgehend von wirklichen Tatsachen, ein realistisches im strengsten Sinne des Wortes ist, welches aber nirgends versucht, Übergriffe zu machen in Gebiete, welche uns nicht zustehen.*[68]

Damit sind die wissenschaftstheoretischen Kriterien auf einen Nenner gebracht; sie beruhen auf logischer Gedankenführung, einer durch Experimente gestützten empirischen Forschung, der Reduktion aller Untersuchungen, auch der medizinischen, auf die naturwissenschaftliche Methode sowie auf einer strengen Trennung zwischen Wissen und Glauben. Hypothesen dürfen, so hat es Virchow später (1877) formuliert, eben nicht zur Weltanschauung entarten: Wir müssen der Versuchung Widerstand leisten, *unsere Vermutungen, unsere bloß theoretischen und spekulativen Gebäude so in den Vordergrund zu schieben, daß wir von da aus die ganze übrige Weltanschauung konstruieren wollen*[69].

Auf diesen Prinzipien hat Virchow auch an anderer Stelle immer wieder beharrt: *Wir hatten Respekt, nicht nur bloß vor der «Logik der Tatsachen», sondern vor der Logik überhaupt. Wir bemühten uns, unser Verhalten nach den Anforderungen, nicht einer selbsterfundenen und für jeden Fall neuen Logik einzurichten, sondern die alte, wohlbegründete und wohldurchdachte Logik in uns aufzunehmen.*[70] Zur Logik trat stets auch das Experiment: *Wir verlangten sichere und vollständige Prämissen, Tatsachen, welche durch die sinnliche Betrachtung, durch Autopsie und Experiment erkannt und geprüft worden und mit allen Bürgschaften glaubhaf-*

ter, zuverlässiger Gewährsmänner umgeben sind.[71] Und noch einmal: *Wir kämpften gegen die aprioristische Spekulation, wir verwarfen die Systeme, wir stellten uns ganz auf die Erfahrung.*[72]

Seine eigene, eine höchst eigenwillige Wissenschaftstheorie hatte Virchow erstmals auf der Naturforscherversammlung in Karlsruhe (1858) einer größeren Öffentlichkeit vorgestellt, als er die Zelle einen *Organismus im Kleinen* nannte und deklarierte: *Das Leben ist die Tätigkeit der Zelle, seine Besonderheit ist die Besonderheit der Zelle.* Jede Besonderheit des Lebens aber finde ihre Erklärung *in besonderen Einrichtungen anatomischer oder chemischer Art, in besonderen Anordnungen des Stoffes, der in dieser Anordnung seine ihm überall anhaftenden Eigenschaften, seine Kräfte äußert.*

Das Gesetz der Natur – schließt Virchow daraus – *vollzieht sich in mechanischer Art auf dem Wege der Kausalität und der Notwendigkeit.* Die Gesetze der Kausalität aber gelten nicht nur für die anorganische, sondern auch für die organische Natur, sie gelten uneingeschränkt für das ganze Leben. *Es ist ganz gleichgültig, ob man das organische oder das anorganische Schaffen betrachtet.* Es sei eben *kein Spiritus rector, kein Lebens-, Wasser- oder Feuergeist* darin zu erkennen. Was wir finden, ist *überall nur mechanisches Geschehen in ununterbrochener Notwendigkeit der Verursachung und Bewirkung.*[73]

Virchow schloß seine erste große Naturforscher-Rede mit dem Bekenntnis zu seiner stetig wachsenden *Überzeugung von dem inneren Zusammenhange der ganzen Erscheinungswelt, von dem stetigen Fortschritt der Entwicklung, von der Aufklärung der Gegensätze zu einer höheren Einheit.* Der Gedanke einer «Einheitswissenschaft», er war in die Diskussion eingetreten und gewann nach und nach deutlichere Konturen.

Medizin als Einheitswissenschaft

Mit diesen erkenntnistheoretischen Kriterien hat Virchow zeitlebens versucht, eine alle Bereiche umfassende Wissenschaftstheorie aufzubauen und durchzusetzen; auf dieser Basis versuchte er auch, die Heilkunde als «Einheitswissenschaft» aufzufassen und zu begründen. Im September 1849 bereits verabschiedete sich der soeben nach Würzburg berufene Pathologe von seinen Berliner Kollegen und Freunden mit einer kleinen Programmschrift *Die Einheitsbestrebungen in der wissenschaftlichen Medicin,* in der er bekennt: *Es ist möglich, daß ich in Einzelheiten geirrt habe; ich werde gern bereit sein, auch künftig meine Fehler einzugestehen und sie zu verbessern. Aber ich habe die Überzeugung, daß ich mich niemals in der Lage befinden werde, den Satz von der Einheit des menschlichen Wesens und seine Konsequenzen zu verleugnen.*[74]

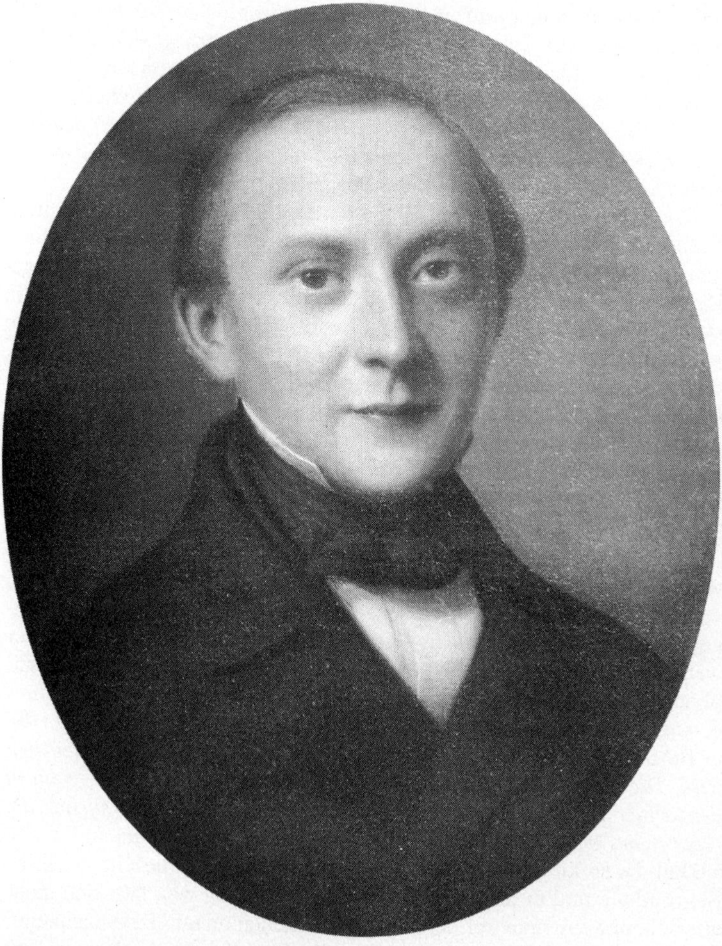

Der junge Virchow. Ölgemälde von unbekanntem Maler, 1849

Die Gesetze der Lebensvorgänge, so folgert er aus diesem Einheitsprinzip, *bestehen in derselben Weise und Zahl im gesunden wie im kranken Körper; der ganze Unterschied liegt darin, daß ihre Manifestation verschieden ist*[75]. Als den berufenen Erforschern aller Erscheinungen am Lebenden muß es daher *unsere Aufgabe sein, nicht eine Physiologische Pathologie, sondern eine Pathologische Physiologie zu gründen. Die Pathologie muß in die Physiologie aufgehen, der Begriff der Krankheit von seiner exzeptionellen und ontologischen Bedeutung befreit werden.* Die Pathologie als die Lehre von den Krankheiten reduziert sich aber nicht nur auf physiologische Gesetze, sie greift damit auch schon auf therapeutische Richtlinien über: *Wenn die Krankheit weiter nichts als Leben unter veränderten Bedingungen ist, so bedeutet Heilen im allgemeinen das Herstellen der gewöhnlichen, normalen Bedingungen des Lebens oder Herstellen der gewöhnlichen, normalen Vorgänge desselben.*[76]

Dieser Methodenstreit zwischen theoretischer Grundlegung und praktischer Anwendung der Medizin zieht sich durch das ganze neunzehnte Jahrhundert und konnte auch von der «Einheitswissenschaft» nicht gelöst werden. Das absolut Neue der damals aufkommenden «Methodik der Lebensforschung» hatte der Physiologe Carl Ludwig in seinem «Lehrbuch der Physiologie des Menschen» (1852–1856) darin gesehen, daß der menschliche Körper unter rein materiellen Bedingungen betrachtet und somit unter einem einheitlichen Gesichtspunkt erforscht werden müsse. Demgegenüber stellte sich der Kliniker Nikolaus Friedreich (1867) auf den Standpunkt, die Therapie dürfe nicht warten, bis die Physiologie den Mechanismus der Krankheiten zu erklären in der Lage sei; sie müsse einfach handeln.

In diesem Dilemma zwischen Erkenntniswissenschaft und Handlungswissenschaft befand sich zeitlebens auch Rudolf Virchow.

Wenn Virchow angesichts dieser zeitgenössischen Auseinandersetzungen gleichwohl von einer «Einheitswissenschaft» spricht, dann meint er weniger die Verknüpfung verschiedener naturwissenschaftlicher Disziplinen als die Einheit der Methode. *Wir haben die Einheit wiedergefunden in der Methode* (so Virchow auf der Naturforscherversammlung 1886 in Berlin), *und wir hoffen, daß diese Einheit nie wieder verloren gehen wird. Die medizinischen und biologischen Disziplinen arbeiten genau in demselben Sinne wie die physikalischen und chemischen: Sie suchen die Gesetze des Werdens und der Tätigkeit mit denselben Hilfsmitteln.*[77]

Daß die so kühn postulierte «Einheitswissenschaft» bereits bei ihrer Begründung und in ihrer Verwurzelung zwiespältig war, läßt sich nicht übersehen, wenn man nur bereit ist, den Quellen erster Hand nachzugehen. Auf der einen Seite bekennt der junge Naturforscher sich rigoros zu einem mechanistischen Reduktionismus, wenn er – so bereits im zweiten Band seines *Archivs* (1849) – formuliert: *Der Naturforscher kennt nur Körper und Eigenschaften von Körpern; was darüber ist, nennt er transzendent, und die Transzendenz betrachtet er als eine Verirrung des menschlichen Geistes.*[78] Damit war auch für die Medizin eine eindeutige Ausgangsposition gegeben mit dem ebenso eindeutigen Auftrag, nämlich alle jene Gesetze zu erforschen, welche *den Körper u n d den Geist* zu bestimmen vermögen[79].

Auf der anderen Seite stellte sich gerade Virchow den radikalen mechanistischen Theorien der jungen Naturforscher sehr energisch entgegen, so etwa im *Handbuch der speciellen Pathologie und Therapie* (1854), wo wir lesen: *Der Radikalismus, welcher die Mechanik des Lebens nur in dem Gegeneinanderwirken derjenigen Molekularkräfte sucht, welche den konstituierenden Partikeln (Molekülen) der organischen Elemente (Zellen) immanent sind, ist nicht empirisch und daher unlogisch.*[80]

Hier nahm Virchow offensichtlich Partei in der aktuellen Debatte um ein mechanistisches Weltbild. In ihrem 1842 gegründeten «Archiv für physiologische Heilkunde» hatten Wilhelm Roser und Carl August Wunderlich bereits sehr dezidiert für die Medizin die gleiche Methode gefordert «wie für die exakten physikalischen Wissenschaften». Nichts Dogmatisches dürfe fürderhin in den Wissenschaften geduldet werden. «Der Geist der Emanzipation ist erwacht, und der Glaube an die alten Lehren, sofern sie nur auf Autoritäten und nicht auf Tatsachen und Gründe sich berufen können, ist gebrochen.» Es sei jetzt endgültig an der Zeit, die Medizin als «eine positive Wissenschaft zu gründen». Daher die resolute Forderung: «Die Medizin muß in der Natur studiert werden. Sie ist wesentlich Naturforschung.»[81]

Es muß allerdings auch gesehen werden, daß Virchow das Dilemma zwischen Stoff und Leben durchaus beachtet hat und daß für ihn keinesfalls *der Stoff* als solcher als Träger des Lebens gelten konnte, *sondern nur die Bewegung des Stoffes*, der das Leben selbst ist und somit erst *die Bedingungen für den Ablauf der mechanistischen Lebensvorgänge schafft*. Entscheidend sei in jedem Falle jene *treibende innere Lebensbewegung*, die seit jeher das Grundproblem der Physiologie, der Lehre von den gesunden Verhältnissen eines Organismus, war.[82]

Physiologie, Pathologie und Therapie – diese naturgegebene Trias einer jeden nur denkbaren Theorie der Medizin –, sie lassen sich nach Virchow nur *von innen heraus* konstruieren, und er bestreitet zu Recht *die Berechtigung jeder Disziplin, die nicht in der Betrachtung des kranken Lebens selbst wurzelt,* die sich nicht die *Deutung* der erkrankten Erscheinungen zum Gegenstand macht. Auf diese organische Binnenstruktur einer Heilkunde hatte Virchow schon im Prospekt zum ersten Heft seines *Archivs* (1847) hingewiesen, als er sein Konzept auf die Formel brachte: *Die praktische Medizin als angewandte theoretische, die theoretische als pathologische Physiologie ist das Ideal, dem wir, soweit es unsere Kräfte gestatten, zustreben werden.*[83]

Damit kommt Virchow abermals auf den Kern seiner Einheitslehre zurück. *Die eigentliche, theoretische, wissenschaftliche Medizin* ist und bleibt für ihn die Pathologische Physiologie. Das ist die *Lehre von den krankhaften Veränderungen*, scharf zu unterscheiden von der Lehre vom krankhaften Bau, mit dem sich die Pathologische Anatomie beschäftigt. Pathologische Physiologie ist *eine pathologische Entwicklungsgeschichte.* Und noch eindeutiger: Das ist *eine Physiologie, die nicht v o r den Toren der Medizin, sondern mitten i n ihrer Residenz steht, eine Wissenschaft,*

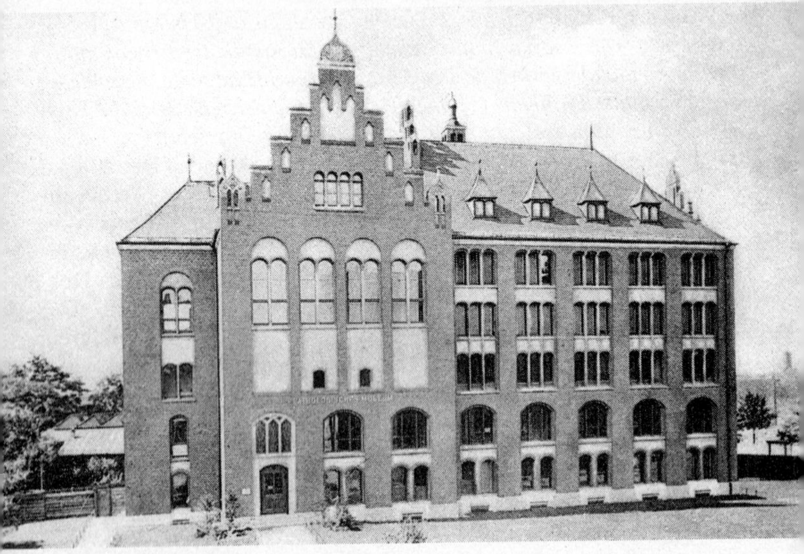

Pathologisches Institut der Charité um 1910; erbaut 1856, erweitert 1873. Hier hatte Virchow seinen Arbeitsplatz

die genau weiß, was der Medizin fehlt[84]. Was aber der Medizin auch um die Mitte des neunzehnten Jahrhunderts immer noch fehlte, war nach Virchow eine *Theorie der Medizin.* Ziel einer solchen neuen, erst noch zu begründenden Theorie der Medizin aber konnte nur sein: *die Pathologische Physiologie, als die Feste der wissenschaftlichen Medizin, an der die Pathologische Anatomie und die Klinik nur Außenwerke sind.*[85]

Und so konnte selbst ein Virchow seine geliebte Anatomie nur auffassen und bezeichnen als *die Vorhalle der eigentlichen Medizin.* Allgemeine Anatomie und Entwicklungsgeschichte könnten daher *nie teilhaben an dem eigentlichen Kern der Medizin, der Heilkunde*[86]. Heilkunde aber basiert nach Rudolf Virchow immer auf einer umfassenden Menschenkunde, auf der Anthropologie.

Heilkunde als Anthropologie

Es mag überraschen, einen so modern klingenden Begriff wie Medizinische Anthropologie bereits aus den Selbstzeugnissen Virchows herauslesen zu wollen, und doch sollten wir sein Zeugnis rundum ernst nehmen, um das anthropologische Grundkonzept seines Gesamtwerks zu verstehen. Der Grund-Satz hierzu findet sich schon in einer Frühschrift, und er lautet: *Obwohl dem Wortlaut nach nur Heilkunst, hat sich die wissenschaftliche Medizin immer die Aufgabe gestellt und stellen müssen, die einige Lehre vom Menschen zu enthalten.*[87]

Der Begriff «Anthropologie» umfaßt hier noch weitaus mehr als jene physische Anthropologie, die man eher Anthropometrie nennen sollte, eine mehr technische als geistige Disziplin, wie sie später von Virchow so energisch gefördert wurde; «Anthropologie»[88] umgreift hier noch die *gesamte empirische Wissenschaft vom Menschen* mit all ihren sozialen, psychologischen und auch philosophischen Aspekten. Wie und wo aber äußern sich diese Aspekte, um die *Einheit des menschlichen Wesens* zu repräsentieren? Virchow stellte in jungen Jahren schon seine anthropologische Idee unter den Kapiteln vor: *Der Mensch / Das Leben / Die Medizin / Die Krankheit.* Alle vier Grundbereiche menschlicher Existenz wollen nun – und sie müssen – mit wissenschaftlichen Methoden erforscht werden. Der Begriff der wissenschaftlichen Methode aber *setzt ein enges Verhältnis zu dem der Anthropologie und des Humanismus voraus; der Mensch ist gegeben, und unsere Forschung hat nur die Entwicklung und die Veränderung des eigenen Seins zu ergründen*[89].

In dieser Weise – schrieb Virchow[90] – erscheint uns die Medizin, *wenn wir uns ein ideales Bild von ihr machen.* Die letzte Forderung aber einer solchen Heilkunde für die Praxis könne immer nur *die Humanität* sein. *Die medizinische Praxis soll die eigentliche Trägerin der praktischen Humanität vorstellen, sei es, daß sie dem einzelnen Kranken Hülfe bringt, sei es, daß sie die sozialen Schäden ganzer Volksklassen oder ganzer Völkerstämme in Angriff nimmt. Die medizinische Theorie soll das humane Wesen enthüllen, die Natur seiner eingeborenen Gesetze auch unter den abnormsten Bedingungen darstellen und die Möglichkeiten seiner ungestörten Entwicklung ergründen.*[91]

Mit dieser Forderung nach einer wissenschaftlichen Ergründung und Begründung kommen wir nochmals auf die Grundgedanken zurück. Die Medizin will ja nicht bloß *eine einige Wissenschaft, sie will Naturwissenschaft, und zwar die höchste und schönste Naturwissenschaft sein.* Der sonst so nüchterne Naturforscher beginnt geradezu zu schwärmen, wenn er unmittelbar fortfährt: *Lang verschollene Gedanken aus den Philosophenschulen des Altertums sind in ihr wachgeworden. Soll nicht der Arzt wieder ein naturkundiger Philosoph sein?* Und dann sogleich das Programm: *Die neueste Medizin hat ihre Anschauungsweise als die mechanische, ihr Ziel als die Feststellung einer Physik des Organismus definiert.*[92]

Virchows anthropologische Frühschrift *Die Einheitsbestrebungen in der wissenschaftlichen Medicin* (1849), die sich den Menschen, das Leben, die Medizin und die Krankheit zum Thema machte, schließt mit dem Ausblick: *Soll die Medizin daher ihre große Aufgabe wirklich erfüllen, so muß sie in das große politische und soziale Leben eingreifen; sie muß die*

Hemmnisse angeben, welche der normalen Erfüllung der Lebensvorgänge im Wege stehen und ihre Beseitigung erwirken. Sollte es jemals dahin kommen, so wird die Medizin, was sie auch sein muß, ein Gemeingut aller sein, sie wird aufhören, Medizin zu sein, und sie wird ganz aufgehen in das allgemeine, dann einheitlich gestaltete Wissen, das mit dem Können identisch ist.[93]

Wollen wir neben Virchows Originalität auch seine Universalität erfassen, so kommen wir nicht umhin, das Augenmerk sowohl auf älteste Traditionen wie auch neueste Errungenschaften der Medizin zu richten. Die Medizin umfaßt – so Virchow – die *Summe alles Wissens vom Menschen*[94]. Wie sieht diese seine «Summa medicinae» aus, wenn wir sie vor dem Hintergrund der klassischen Tradition betrachten?

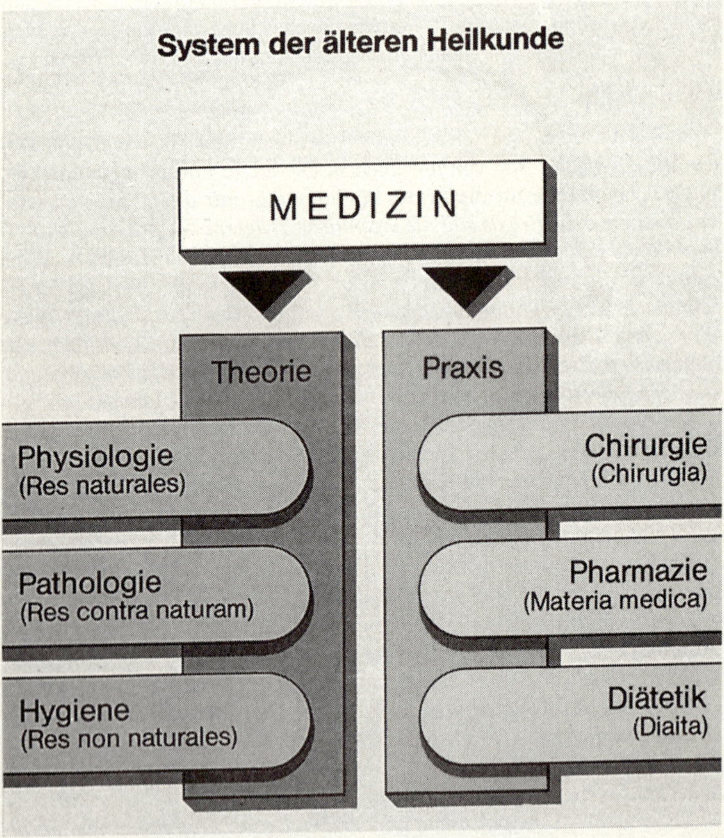

Was den Begriff «Heilkunde» betrifft, so stützt sich bereits der junge Virchow auf das kanonische Muster der alten, der klassischen Medizin: auf die Physiologie als die Lehre vom Gesunden, auf die Pathologie als die Lehre von den Krankheiten und die Therapie als die Lehre vom Heilen. Physiologie behandelt *die Kenntnis des normalen Verlaufes der Lebenserscheinungen und der Bedingungen, unter welchen dieselbe möglich ist.* Pathologie überliefert *die Kenntnis der veränderten Bedingungen und der veränderten Erscheinungen des Lebens.* Therapie vermittelt *die Mittel, diese Bedingungen aufzuheben oder die normalen zu erhalten.*[95]

Hier schimmert noch das Muster der älteren Heilkunde durch, welche unter der «Theorie» Physiologie, Pathologie und Hygiene umfaßte und unter «Praxis» die therapeutische Trias von Chirurgie, Pharmazie und Diätetik (vgl. Schema).

Angesichts der revolutionären Dynamik eines solchen «Einheitsgedankens» in den Wissenschaften wird man vielleicht etwas besser verstehen, was Virchow als Anthropologie im weitesten Sinne bezeichnet hat. Ihm ging es stets um eine Lehre vom Menschen – eine Lehre, die ihre letzte naturwissenschaftliche Begründung in der Lehre von der Zelle fand.

Die Lehre von der Zelle

Als das *letzte eigentliche Form-Element aller lebendigen Erscheinung*[96] stellte sich für Virchow die Zelle dar. In der Zelle finden wir in der Tat den Kern und Keim allen Lebens in seinen natürlichen Äußerungen wie auch in seinen gestörten Verhältnissen. Eine wirklich wissenschaftliche Krankheitslehre erschien ihm daher nur möglich auf dem Boden der von ihm keineswegs erstmals entdeckten, aber zu einer besonderen theoretischen Klarheit herausgearbeiteten Zellenlehre.

Mit seinen zwanzig Vorlesungen – im Jahre 1858 im Pathologischen Institut zu Berlin gehalten und noch im gleichen Jahr veröffentlicht unter dem Titel: *Die Cellularpathologie in ihrer Begründung auf physiologische und pathologische Gewebelehre* – hat Rudolf Virchow die vieltausendjährige Humoralpathologie abgelöst und einer naturwissenschaftlichen Krankheitslehre die Bahn gebrochen. In der Zelle glaubte Virchow die Matrix allen Lebens gefunden zu haben. Durch die ganze Reihe alles Lebendigen hindurch finden wir eine bestimmte Übereinstimmung jener elementaren Form, die sich im Zellengefüge letztlich zu einem wohlorganisierten Zellenstaate summiert. *Wie ein Baum* – so lesen wir bereits in der ersten Vorlesung – *eine in einer bestimmten Weise zusammengeordnete Masse darstellt, in welcher als letzte Elemente an jedem einzelnen Teile, am Blatt wie an der Wurzel, am Stamm wie an der Blüte, zellige Elemente erscheinen, so ist es auch mit den tierischen Gestalten. Jedes Tier erscheint als eine Summe vitaler Einheiten, von denen jede den vollen Charakter des Lebens in sich trägt.*[97]

Daraus geht für Virchow eindeutig und als letzte Konsequenz hervor, *daß die Zusammensetzung eines größeren Körpers immer auf eine Art von gesellschaftlicher Einrichtung herauskommt, eine Einrichtung sozialer Art, wo eine Masse von einzelnen Existenzen aufeinander angewiesen ist, aber so, daß jedes Element für sich eine besondere Tätigkeit hat und daß jedes, wenn es auch die Anregung zu seiner Tätigkeit von anderen Teilen her empfängt, doch die eigentliche Leistung von sich ausgehen läßt*[98]. Unter dem Eindruck dieser sozialen Organisation wird auch der Organismus als Ganzes zerlegt in einzelne *Zellenterritorien*, die wiederum in ihrer sozialen Natur verstanden werden sollten als *der dritte Stand* der Gewebe.

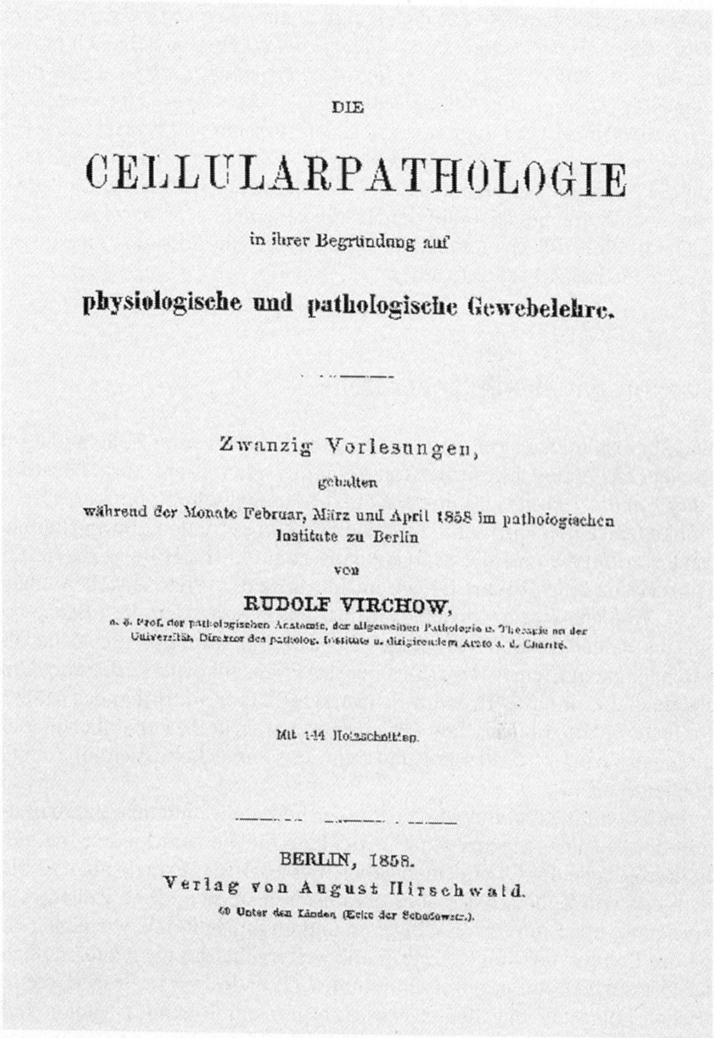
DIE

CELLULARPATHOLOGIE

in ihrer Begründung auf

physiologische und pathologische Gewebelehre.

Zwanzig Vorlesungen,

gehalten

während der Monate Februar, März und April 1858 im pathologischen Institute zu Berlin

von

RUDOLF VIRCHOW,

o. ö. Prof. der pathologischen Anatomie, der allgemeinen Pathologie u. Therapie an der Universität, Director des patholog. Institute u. dirigirendem Arzte a. d. Charité.

Mit 144 Holzschnitten.

BERLIN, 1858.

Verlag von August Hirschwald.

60 Unter den Linden (Ecke der Schadowstr.).

In den folgenden Kapiteln beschreibt Virchow dann konkreter drei Gruppen von Geweben: solche, die nur aus Zellen bestehen, solche aus Zellen und Interzellularsubstanz sowie sogenannte *höhere* Gewebe, die besonders spezialisiert sind (wie Muskeln, Nerven, Blut). Was die pathologischen Gewebe betrifft, so sind sie in der Regel zwar Neubildungen, die jedoch durchweg ihre physiologischen Vorbilder haben. Die krankhaften Gebilde beruhen nämlich lediglich auf einer *ungehörigen Art der Entstehung (Heterologie)*. Diese *Ungehörigkeit* aber bezieht sich entweder darauf, daß *ein Gebilde erzeugt wird an einem Punkte, wo es nicht hingehört (Heterotopie)*, oder *zu einer Zeit, wo es nicht erzeugt werden soll (Heterochronie)*, oder aber *in einem Grade, welcher von der typischen Bildung des Körpers abweicht (Heterometrie)*.[99] Zu unterscheiden bliebe ferner die Zunahme der ursprünglichen Elemente an Größe *(Hypertrophie)* von einer Zunahme der Zahl der Bestandselemente *(Hyperplasie)*.[100]

Damit sind die Grundbegriffe akzentuiert, die über das eigentliche Wesen der Zelle Auskunft geben.

Struktur und Funktion der Zelle

Was aber ist letztlich mit dem so schlichten Bild von einer Zelle und ihrer so weitreichenden Begrifflichkeit gemeint? Hierzu ein kurzer historischer Exkurs. Bereits im Jahre 1667 hatte der englische Botaniker Robert Hooke bei seinen Korkschnitten eine Struktur gefunden, die an Bienenwaben erinnerte und die er «Cellulae» nannte. Mit Hilfe verbesserter Mikroskope fand Robert Brown im Jahre 1833 in Pflanzenzellen einen Kern. Wenig später beschrieb Matthias Jakob Schleiden die Pflanze als ein aus Zellen zusammengesetzes Lebewesen, wobei er die Zelle als durchgängigen Elementarorganismus des Pflanzenkörpers erkannte. Um die gleiche Zeit hatte Theodor Schwann im Labor von Johannes Müller ähnliche Zellen im tierischen Organismus entdeckt. In persönlichen Gesprächen zwischen Schleiden und Schwann entwickelte sich eine erste «Zellentheorie».

Für Theodor Schwann wurde es mehr und mehr einleuchtend, daß es «ein universelles Prinzip» der Entwicklung für die verschiedensten elementaren Teile der Organismen geben müsse. Dieses Prinzip aber sei die «Bildung von Zellen». Wie aber organisieren sie sich, diese Zellen, wie wurden sie zur Einheit von Geweben und Organisationen, wie zum Träger des Lebens, das von Zelle zu Zelle weitergeht, das nicht zuletzt auch der Ort der Erkrankung werden konnte? Das alles waren Fragen, die in rascher Folge auf die jungen Naturforscher um Johannes Müller und Theodor Schwann einstürmten, und so auch auf den jungen Virchow, der freilich die Zelle nie als biologisches Element allein verstehen wollte, sondern sogleich auch als «Zellstaat». Die Zelle galt ihm als morphologische und demokratische Grundeinheit, zu der grundsätzlich auch die genetisch und trophisch von ihr abhängige Interzellularsubstanz mitgehört. Die Zelle ist somit nicht nur die vitale Einheit, sondern auch die Ernährerin des Zellterritoriums; sie ist Trägerin des Lebens und auch der Herd der Störung. Sie wird zur zentralen Idee des Lebens.

Im *Handbuch der speciellen Pathologie und Therapie* (1854) finden wir den Grundgedanken besonders klar ausgedrückt: *Der menschliche Körper setzt sich, wie alle organischen Körper, aus feinen Elementen zusammen, von denen jedes in letzter Instanz auf eine einzige Zelle und ihr Wirkungsgebiet zurückgeführt werden kann. Diese organischen, zelligen Elemente und Elementarbezirke sind anatomisch darstellbar.* Damit werden erstmals Struktur und Funktion des Organismus auf ein letztes morphologisches Substrat zurückgeführt, wobei es Virchow wichtig erschien, daß mit der *Zelle* immer auch ihr *Wirkungsgebiet* gemeint sei und damit das Gesamt der *Elementarbezirke.*[101] Als das entscheidend Neue im Ansatz Virchows erweist sich somit die Suche nach einem einheitlichen Lebensprinzip, das allen Lebensvorgängen zugrunde liegt und so auch den vitalen Abweichungen. Die Zelle als *Lebensherd* wird folgerichtig auch zum *Krankheitsherd*. Das *pathologische Wesen* – so Virchow (1856) – ist nun einmal die kranke Zelle, *und die Krankheit hat keine andere Einheit als das Leben, von dem sie eine besondere Art darstellt, nämlich die einheitlich lebende Zelle.*[102] Die Zelle erscheint dabei als die eigentliche

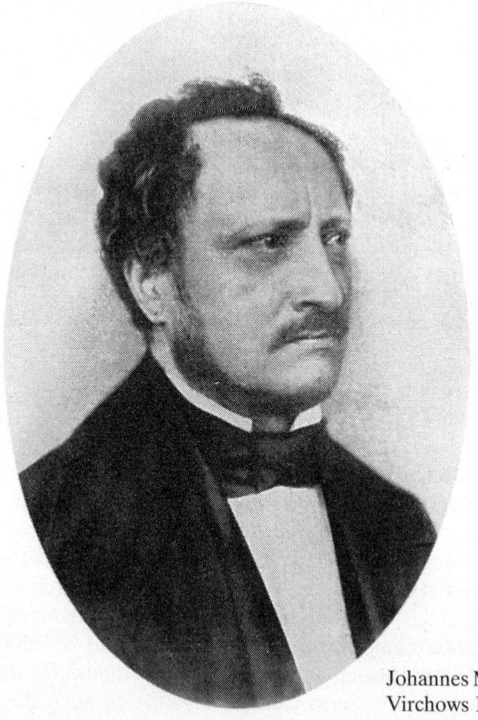

Johannes Müller,
Virchows Doktorvater

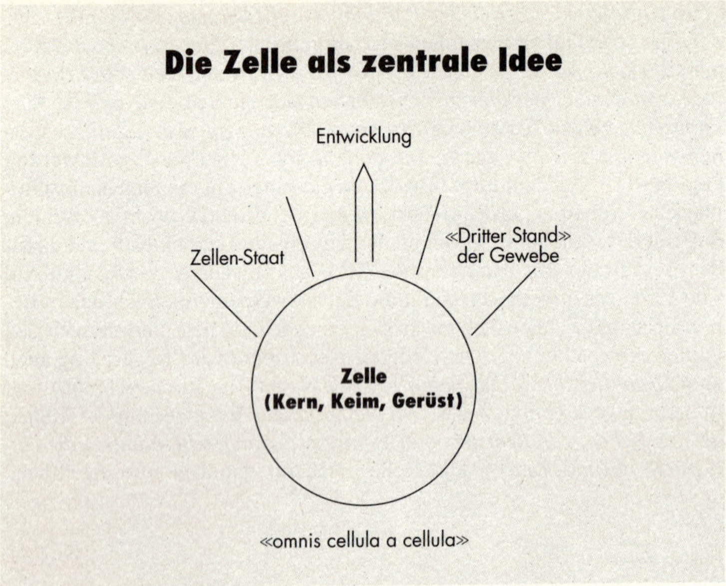

Die Zelle als zentrale Idee

Form des Lebens; sie ist *gewissermaßen die Person des Lebens im Gesunden sowohl als auch im Kranken, und wenn Paracelsus vorahnend von einem Leib der Krankheit gesprochen hat, so können wir jetzt sagen, die Zelle sei dieser Leib.*[103] Es ist diese letzte biologische Wurzel, die nunmehr einzig und allein auch einem verbindlichen Krankheitskonzept Ausdruck zu geben vermag.

Das Krankheitskonzept

Mit der Zellenlehre Virchows beginnt jenes Zeitalter der modernen Medizin, das – wie man damals glaubte – «für alle Zeiten» die Grundlage des ärztlichen Denkens und Handelns bilden sollte: die Epoche der Zellular-Pathologie. Das Wort *Cellularpathologie* tritt bei Virchow erstmals 1855 auf, im achten Band seines *Archivs*. Auch das so berühmt gewordene Motto «Omnis cellula a cellula» (Jede Zelle stammt von einer anderen Zelle) findet sich bei Virchow zum erstenmal im gleichen Band[104]; 1825 erschien es bereits bei François Raspail und 1845 bei John Goodsir.[105]

Mit dem Schlagwort «omnis cellula a cellula» lassen sich auch die

Leitlinien des Gesamtkonzepts umreißen, nämlich: 1. das genetische Prinzip, das alle früheren Theorien von körperfremden, ontologischen oder parasitären Krankheitsursachen abweist, vielmehr ganz und gar auf die einheitliche Entwicklungslinie des gesunden wie des kranken Lebens hinweist; 2. das sozialpolitische Moment, das im Zellengefüge nichts anderes sehen möchte als eine demokratisch geordnete Gleichgewichtsverfassung; 3. die naturwissenschaftliche Methode, die auf empirischem Wege, mit morphologischen Voraussetzungen und den Hilfsmitteln des Experiments zur Verifizierung und Falsifizierung der Theorien weiterleitet.

Die neue Heilkunde habe daher – so Virchow – drei Wege zu gehen: 1. die Untersuchung des Kranken *mit allen Hilfsmitteln der Physik und Chemie* in der Klinik; 2. den Weg des Experiments am Tierversuch, und 3. das Studium des Leichnams *mit dem Skalpell, dem Mikroskop und dem Reagens.*[106] Allein durch die Einführung des Mikroskops in die medizinische Forschung habe sich unsere Sehfähigkeit wesentlich erweitert. Die gesamte Medizin sei *den natürlichen Vorgängen mindestens um 300mal* nähergetreten. Dabei dürfe man allerdings nicht die alten jahrtausendelangen Erfahrungen über Bord werfen; sie müßten vielmehr *nur nach den neugefundenen zeitgemäß gemodelt* werden.[107] Die Geschichte der Medizin war ihm *ein integrierender Bestandteil der Kulturgeschichte überhaupt*, und sie könne *nur im Zusammenhange mit der allgemeinen Geschichte der Menschheit verstanden werden.*[108]

Das neue Krankheitskonzept – für Virchow die *Pathologie der Zukunft* – hatte er bereits im ersten Band des von ihm in Würzburg herausgegebenen *Handbuchs der speciellen Pathologie und Therapie* (1854) klar und deutlich formuliert. Als obersten Zweck eines solchen Handbuchs sah er an, *die Errungenschaften aller wissenschaftlichen Schulen* zusammenzutragen und der wissenschaftlichen Welt zur Darstellung zu bringen. Dabei wollte er keineswegs von Grund auf neu anfangen. *Für mich* – so schreibt er im Vorwort – *beginnt die Medizin nicht erst heute, und ich halte es für unmöglich, darin ganz zu Hause zu sein, wenn man sie nicht genetisch auffaßte*, genetisch, was bedeuten soll: in ihrer historischen Verwurzelung und Entwicklung.

Auf dem großen Internationalen Medizinischen Kongreß in Rom (1894) blieb es Rudolf Virchow vorbehalten, den historisch so bedeutungsvollen *anatomischen Gedanken in der Medizin* eigens zu feiern und damit auch seinen Begründer, Giovanni Battista Morgagni (1682–1771), zu rühmen, der in seinem Hauptwerk (1761) den Weg der Krankheitserkenntnis vom «Wesen» auf den «Sitz» der Erkrankung gewiesen hatte.[109] Fortan vermöge – so Virchow – *kein Arzt ordnungsgemäß über einen krankhaften Vorgang zu denken*, wenn er ihm keinen Ort im Körper anweise. Die Forschung über den Krankheitsort im Organismus aber sei über Morgagni hinaus *von den Organen zu den Geweben, von den Gewe-*

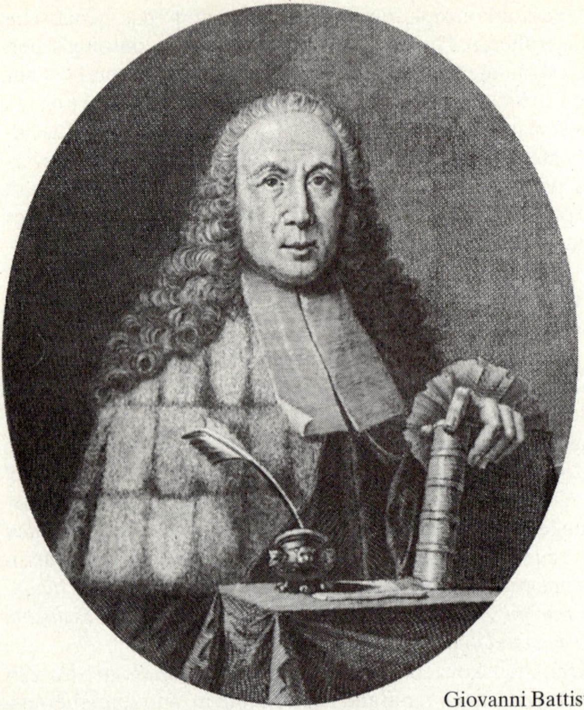

Giovanni Battista Morgagni

ben zu den Zellen fortgeschritten. Gleichwohl bleibe der *Gedanke des alten Morgagni* die Wurzel aller Krankheitsforschung. Man mag diesen *anatomischen Gedanken* bis auf die Zelle zurückführen oder eine andere Formel dafür aufsuchen: *Es wird sicherlich der Gedanke der Zukunft sein, und diese Zukunft wird den Beginn ihrer Zeitrechnung in die Tage Morgagnis setzen.*[110]

Im *Handbuch der speciellen Pathologie und Therapie* beschreibt Virchow dann seine neue Krankheitslehre genauer: *Wir müssen nun einmal auf das Einfache, Ursprüngliche zurück, wenn wir die Entwicklung übersehen wollen. Und dieses Einfache... ist und bleibt die Zelle*. Es gehe nicht darum, die alte Humoralpathologie *gänzlich zu unterdrücken*, sondern beides, Humoral- und Solidarpathologie, *in einer empirisch zu begründenden Zellularpathologie zu vereinigen. Eine solche wird, wie ich zuversichtlich hoffe, die Pathologie der Zukunft werden.*[111]

Diese generelle Feststellung mit einer so kühnen Prognose basierte auf sehr konkreten Detailuntersuchungen des jungen Pathologen. Im Jahre 1846 hatte Virchow bereits mit seinen ersten experimentell unterbauten

Untersuchungen über Thrombose und Embolie begonnen. Er brachte in die Blutbahnen von Hunden Fremdkörper in Gestalt von Korkstückchen, Holundermark oder frischem Muskelfleisch; es zeigte sich dabei, daß die Thromben (Blutgerinnsel) in der gleichen Weise festgehalten und transportiert werden wie die Fremdkörper. In seinen weiteren Untersuchungen über das Blut konnte er ausführlich ein neues Krankheitsbild beschreiben, das er «Leukämie» (leukós haima = weißes Blut) nannte und das er erstmals von der «Leukozytose», einer begrenzten Zunahme der weißen Blutzellen, abgrenzte.

Virchow konnte weiterhin nachweisen, daß die bei einer Venenentzündung (Phlebitis) gefundenen weißen Zellen keine neugebildeten *Eiterzellen* waren, sondern bereits vorhandene weiße Blutkörperchen (Leukozyten). Es zeigte sich, daß unter pathologischen Bedingungen lediglich eine Zunahme der Leukozyten stattfand, das, was Virchow als *Leukozytose* bezeichnete. Über fünfzig heute noch gebräuchliche Termini verdanken wir diesen frühen Untersuchungen Virchows, so die Begriffe Sarkom, Myom, Gliom, Embolie und viele andere. Noch in seiner zwanzigsten und letzten Vorlesung (1858) hatte Virchow es für notwendig gehalten, eigens auf die Wichtigkeit einer exakten Terminologie der Neubildungen hinzuweisen, um Wesen und Form der krankhaften Erscheinungen möglichst genau zu erkennen und zu benennen.

Bei allen Tendenzen zu einer Generalisierung blieb es gleichwohl in erster Linie die Bedeutung des Individuellen, eines Seins *für sich*, welche die spezifische Zellentheorie weiterführte zu einer allgemeinen Krankheitslehre. Bereits 1854 konnte Virchow damit argumentieren, daß es zu

«Ulceröse Endocarditis mitralis». Abbildung aus Virchows «Cellularpathologie»

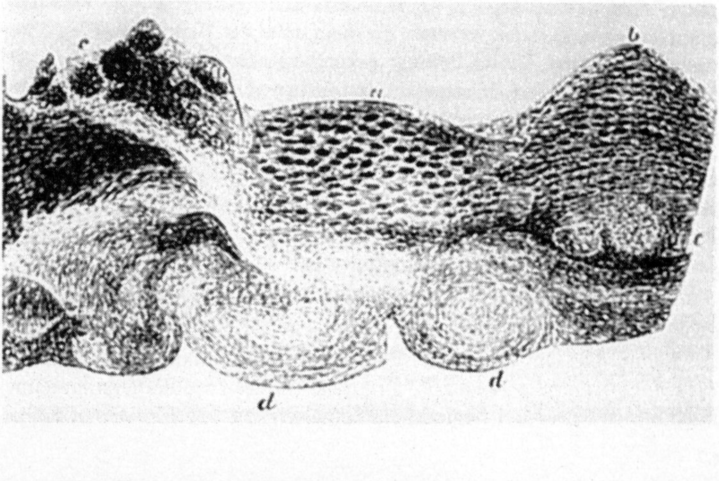

allen Zeiten *das Vorrecht begünstigter Geister oder langer Erfahrung* gewesen sei, *in den Besitz der feinen Kombinationen zu kommen, welche gestatten, den spezifischen Charakter des Individuums annähernd zu erkennen*. Menschenkenntnis nämlich sei nie *das Resultat einer exakten Beobachtung*; sie behalte *immer etwas Instinktives an sich*. Wer daher auf *Menschenwürde* halte, müsse immer auch *das Spezifische des individuellen Wesens* anerkennen.[112] In der neuen Krankheitslehre fand er nun *die endliche Lösung der Jahrtausende alten Streitigkeiten* um die humoralen oder solidaren Krankheitsprozesse. Und er schloß aus seiner neuen Theorie, *daß sowohl in den Säften als in den festen Körperteilen nur die Zellen das Lebende und lebendig Wirkliche sind.*[113]

Unter «Humoralpathologie» versteht man die Lehre von den Säften (= humores), im einzelnen der «vier Säfte» (Blut, Schleim, Galle und Schwarzgalle), deren harmonische Mischung Gesundheit bedeutet, während jede Art von Störung im Säftesystem Krankheiten verursacht (siehe Schema).

Als «Solidarpathologie» versteht sich demgegenüber das naturwissenschaftlich unterbaute Konzept einer Lokalisation der Krankheiten im körperlichen Bereich, insbesondere in dessen kleinster Einheit, der Zelle.

Diesen uralten Streit zwischen den humoralen und solidaren Schulen fand Virchow auch in der jüngsten Entwicklung der Medizin noch erhalten, und er versuchte, beide Richtungen genauer zu differenzieren: *Die humoralen Schulen haben im allgemeinen das meiste Glück, weil sie die bequemste Erklärung und in der Tat die plausibelste Deutung der Krankheitsvorgänge gebracht haben*. Demgegenüber seien die *solidarpathologischen Ansichten* bisher zu sehr *eine Liebhaberei spekulativer Forscher* gewesen, die viel zu sehr *den Tatsachen Gewalt* angetan hätten. Beide Standpunkte waren nach Ansicht Virchows nicht falsch, aber unvollständig; sie müßten einbezogen werden in ein höheres Bezugssystem. Letztlich lag ihm, der die älteren Schulrichtungen immer respektiert hat, an einer Synthese beider Richtungen, *um beides, Humoral- und Solidarpathologie, in einer empirisch zu begründenden Cellularpathologie zu vereinigen.*[114]

So eindeutig und überzeugend die Elemente der neuen Krankheitslehre vorgetragen wurden, Virchow war sich dennoch zeitlebens der tiefgreifenden Problematik bewußt, wie sie dem Wesen und den Folgen eines persönlichen Krankwerdens nun einmal eingebunden ist. Dies kommt besonders deutlich in einem Grundsatzreferat auf der 43. Versammlung der Naturforscher und Ärzte (1869) in Innsbruck zum Ausdruck, wo Virchow einen breiten Überblick gab über *die heutige Stellung der Pathologie*. Das Objekt der Pathologie ist für ihn die Krankheit: *Die Pathologie ist die Lehre von der Krankheit*. So weit sei die Verständigung noch leicht; dann aber beginne die Schwierigkeit *mit der zweiten Frage:*

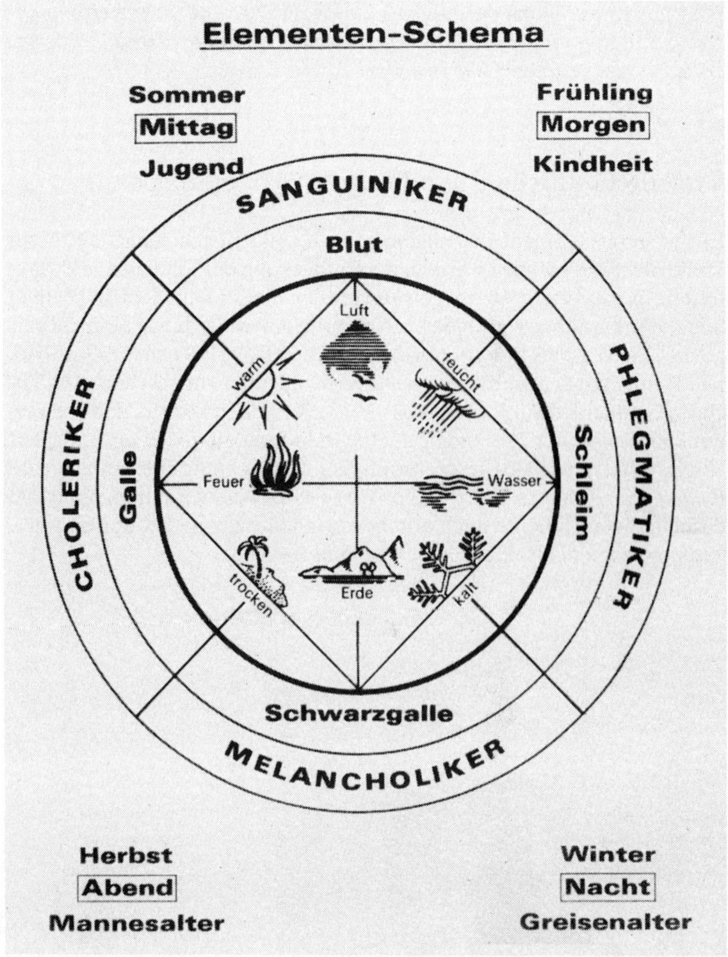

Schema der alten Humoralpathologie

Was ist die Krankheit? – In diesem Augenblick hört jede Möglichkeit der Verständigung sofort auf.[115]

Das Neue und Besondere an der *Cellularpathologie* könne nicht in der Darlegung bereits älterer Fakten und Beobachtungen gesehen werden, sondern in der bewußten Vereinigung aller Einsichten zu einer grundlegenden geschlossenen Krankheitslehre, zu einem Krankheitskonzept.

Ich habe es – so noch der greise Virchow (1893) – *als meine eigentliche Lebensaufgabe aufgefaßt, diesen biologischen Charakter der Pathologie in seinen einzelnen Zügen klarzustellen.*[116]

Virchows kritische Einstellung zur Bakteriologie

Ein weiteres Element der allgemeinen Krankheitslehre darf an dieser Stelle nicht übergangen werden, die Entdeckung der Parasiten und Bakterien, die zu den größten Leistungen der modernen Medizin rechnet und die untrennbar verbunden bleibt mit Namen wie Ignaz Semmelweis (1818–1865), Louis Pasteur (1822–1895) und Robert Koch (1843–1910). Die Entdeckungen wurden damals als so bedeutend angesehen, daß Virchows Schüler Edwin Klebs (1834–1913) versuchen konnte, den Schwerpunkt der gesamten Pathologie auf die Bakteriologie zu verlegen. Rudolf Virchow hat innerhalb dieser stürmischen Entwicklung eine ambivalente Rolle gespielt, hat sich allzu skeptisch und zögernd verhalten, ohne daß deshalb die auch heute noch erhobene Behauptung gerechtfertigt wäre, Virchow habe die Bakteriologie «bekämpft».

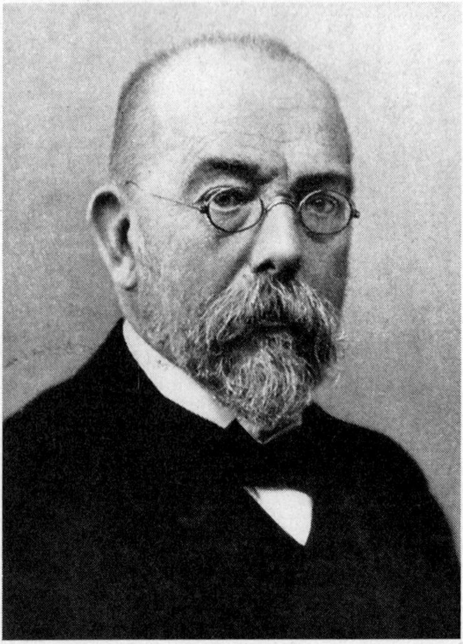

Robert Koch

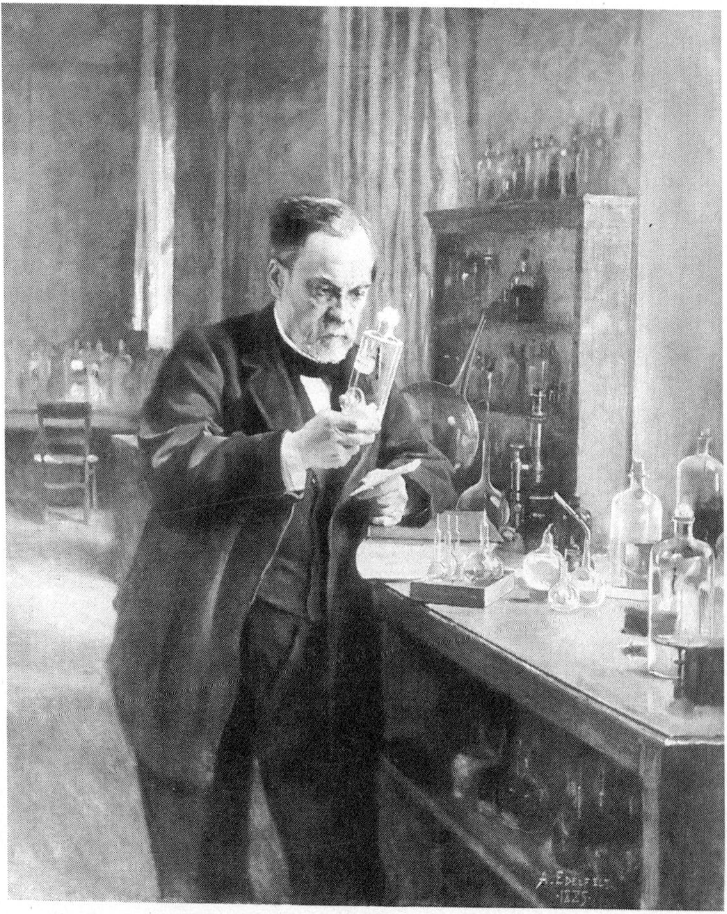

Louis Pasteur. Gemälde von A. Edelfelt, 1885

In einem Grundsatzartikel seines *Archivs* mit dem Titel *Der Kampf von Zellen und Bakterien* behandelte Virchow (1885) sehr sachlich die zeitgenössischen Auseinandersetzungen, wobei er die Zellularpathologie als keineswegs überholt verteidigte, die Rolle der parasitären Mikroorganismen aber durchaus anerkannte. Zeitlebens hat Virchow übrigens auch die Bedeutung von Joseph Listers (1827–1912) antiseptischer Wundbehandlung erkannt und gewürdigt. Auf einem Kongreß in Moskau (1897) schließlich nannte Virchow die Kenntnis der Bakterien, verglichen mit der Kenntnis der Zellen, *ein anderes, nicht geringeres, vielleicht sogar wichtigeres Produkt der wissenschaftlichen Bemühungen unserer Zeiten*[117]. Er bewunderte vor allem Louis Pasteur, seine *unsterblichen Verdienste* und seinen *erstaunlichen Erfolg*, ein Werk, das uns ganz *neue Straßen zur Medizin und Technologie eröffnet* habe.[118] Auch seine letzte große Rede auf dem Internationalen Medizinischen Kongreß in Paris (1900) hat die Rolle der Bakterien bei der Verursachung von Krankheiten voll und ganz anerkannt. Daß er gleichzeitig davor warnte, alle ansteckenden Krankheiten samt und sonders auf Bakterien zurückzuführen, hat sich angesichts der späteren Entwicklung als gerechtfertigt erwiesen.

Die neue Pathologie sollte – alles in allem – die Synthese der wissenschaftlichen Medizin sein. *Und dann ist sie keine exoterische Wissenschaft, die neben der ärztlichen Praxis einhergeht, wie ein Hündlein, das seinem Herrn Freude und Vergnügen in müßigen Stunden bereitet; sie gehört vielmehr zu dem innersten Kern und Wesen des ärztlichen Wissens selbst, indem sie die ewigen Gesetze sucht, nach denen der Ablauf des organischen Lebens sich gestaltet.*[119] Was dieser Synthese der Medizin ihr eigenes Gepräge geben sollte, war das zellulare Prinzip der neuen Biologie, ein – wie Walter Pagel (1931) schrieb – «einheitliches Prinzip mit allen Vorzügen und Schwächen des Systems, eine letzte Zusammenfassung, die notwendig die üppigen Triebe der Mannigfaltigkeit beschneidet, ein Rahmen, in den sich die Dinge einfügen müssen, auch wenn es dabei eng hergeht»[120].

Die moderne Biologie und mit ihr auch die Spezielle Pathologie sind sicherlich auf weiten Feldern über das System der Virchowschen Zellenlehre hinausgelangt. Die Zelle, ihre Membran wie ihr Milieu haben erstaunliche Einzelforschungen gezeitigt. Der Antagonismus zwischen Struktur und Funktion hat zu immer neuen Auseinandersetzungen Anlaß gegeben. Chemismus, Färbemethoden, Elektronenmikroskopie sind zu Techniken geworden, die immer neue Einblicke in das Zellgeschehen gewähren. Geblieben aber ist die Einsicht, daß die Zelle nun einmal eine letzte biologische Einheit ist. In diesem Krankheitskonzept finden wir die Prinzipien einer Krankheitslehre, die über die Positionen der traditionellen Medizin hinaus nun auch Einblick in die Anthropologie des Krankhaften zu nehmen verstand und damit in die Welt des kranken Menschen. Die Basis dieser neuen Medizin bildete für Virchow die Naturwissenschaft, ihr *eigentlicher Ausdruck* aber war die *Anthropologie*, Anthropologie nämlich als die Erfahrungswissenschaft vom Menschen, vom gesunden wie vom kranken Menschen.[121]

Im Jahre 1895 hatte Rudolf Virchow im Rückblick auf *Hundert Jahre allgemeiner Pathologie* noch ein letztes Mal auf den wahrhaft revolutionären Paradigmawechsel der Konzepte zu Beginn der Neuzeit hingewiesen, den er im *Zusammenbruch der alten Humoralpathologie* sah, eine der wirklich säkularen Veränderungen in der Geschichte der Wissen-

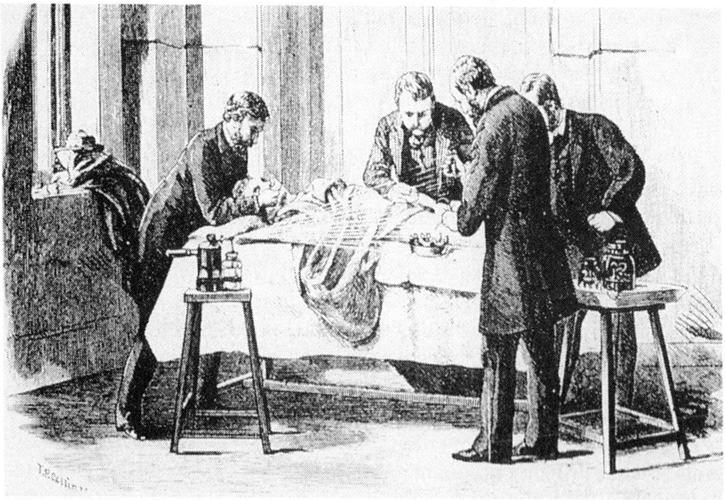

Operation unter Einsatz eines antiseptischen Karbolsäuresprays, wie es durch Joseph Lister eingeführt wurde. Holzschnitt von T. P. Collings, um 1882

schaften, wie er sie im Umschwung seiner Zeit empfand, wo *die Grundanschauung von dem Wesen der Krankheit* eine völlige Umgestaltung erfahren habe.[122] Die gleichen veränderten Bedingungen wie bei der Zelle hätten wir nun auch in den Störungen des großen Zellenverbandes zu suchen. Eines erklärt sich hier aus dem anderen; immer ist es das Ganze, und überall suchen und finden wir den einen wissenschaftlichen Kern: die Zelle. Es kann nicht bezweifelt werden, daß der junge Virchow von Anfang an die neue Methode als den *Geist der Naturwissenschaften* verstanden hat und daß ihm schon 1846 als Ziel vor Augen schwebte: die Gesetze der Medizin als *allgemeine Gesetze des Menschengeschlechtes* geltend zu machen.[123]

Es war dieser *Geist der Naturwissenschaften*, der für Virchow gerade die Medizin zur Zentralwissenschaft vom Menschen werden ließ. Es ist ein konsequenter Weg, ein klares Ziel, ein eindeutiger Wille. Den Bauplan und die Fundamente dieses Geistes der neuen Wissenschaft finden wir, wenn wir nur den Quellen folgen wollen:

Es ist – erstens und zuoberst – die naturwissenschaftliche Methode, die stetig auf dem Wege der Erfahrung voranschreitet; sie bedient sich der vorgegebenen Baupläne der Körper, der Gesetze der Mechanik, die mit dem Plan des tierischen Organismus übereinstimmen. Sie erprobt in dieser materiellen Gesetzlichkeit alle Möglichkeiten; sie experimentiert und erfährt eindeutig, ob sich die eingeschlagenen Wege als richtig oder als falsch erwiesen haben; sie glaubt an die Evidenz ihrer Hypothesen. Medizin ist Naturwissenschaft.

Mit dem Temperament seiner wissenschaftlichen Leidenschaft versucht der junge Virchow – zweitens –, die notwendigen Widersprüche seiner Weltanschauung zu vermeiden; er verlangt immer energischer nach einem einheitlichen Prinzip, das nicht nur für die körperlichen, sondern auch für die geistigen und sozialen Bedingungen unserer Existenz gültig ist. Mit der Theorie seines Zellenstaates will er begreiflich machen, daß im öffentlichen Haushalt die gleichen labilen Gleichgewichtsverhältnisse vorherrschen wie im Haushalt des eigenen Leibes – und daß sie auf die gleiche Weise saniert werden können. Das ganze Zellengefüge ist als *Einrichtung sozialer Art*[124] nichts anderes als eine demokratisch geordnete Verfassung und danach zu behandeln. Aus der Naturwissenschaft ist eine Sozialwissenschaft geworden.

In diesem beständigen Werden und Vergehen läßt sich – drittens – ein einheitliches Prinzip erkennen, das dem Ganzen eine Richtung zum Höheren gibt, eine Entwicklung, ein genetisches Prinzip, das wiederum der Arzt auf einen allgemein verpflichtenden kosmopolitischen Standpunkt erheben kann. Die Anthropologie wird auf diesem Wege der entscheidende *Treffpunkt zwischen den Naturwissenschaften und der Geschichte* werden. Historie ist angewandte Anthropologie.

Der praktische Arzt

Der Naturforscher Virchow war – was man bei all seinen Bemühungen um die Grundlegung einer neuen Pathologie nicht vergessen sollte – gerade in seinen jungen Jahren immer auch ein begeisterter Arzt. Noch im Jahre 1898, als die Deutsche Pathologische Gesellschaft zum erstenmal in Düsseldorf tagte, beschwor ihr Vorsitzender Rudolf Virchow in seiner Eröffnungsansprache die Versammlung, den Zusammenhang mit den Naturforschern nicht zu verlieren, aber auch die Beziehung zu den Klinikern und Praktikern zu pflegen und zu fördern, um *eine einzige biologische Grundanschauung für die Medizin zu gewinnen*[125]. So ist es kein Zufall, daß Virchow seinem *Archiv für pathologische Anatomie und Physiologie* bereits im Titel den Zusatz *und für klinische Medizin* beigefügt hat. Man dürfe nie vergessen, daß *der Begriff der Medizin ohne weiteres den des Heilens* involviere, *obwohl es nach der neuesten Entwicklung der Medizin so scheinen könnte, als wenn es darauf eigentlich nicht ankäme.*[126]

Aus der Praxis des Naturforschers

Wie sehr es Virchow auf das Heilen ankam, hat er ein Leben lang in Theorie wie Praxis bewiesen. Es war dem jungen Arzt bereits zu einer Überzeugung geworden, daß neben dem Kliniker auch und gerade der praktische Arzt *ein natürliches, wenn nicht angestammtes, so doch wohl erworbenes Recht* habe, seine Erfahrungen *für ebenso positiv zu halten und der Welt vorzulegen als der Kliniker.*[127]

Seine praktischen Erfahrungen hat Rudolf Virchow mehrfach *der Welt vorgelegt*, wie nur an einigen Beispielen dokumentiert sei. So hat sich der Arzt Virchow – neben seinen kritischen Berichten zum *Hungertyphus* in Oberschlesien (1848) und zur *Not im Spessart* (1856) – zu den sanitären Verhältnissen im Deutsch-Französischen Krieg (1870/71) kritisch geäußert. Die Erfahrung aller Kriege habe gelehrt, *daß die Heere ungleich mehr Verluste durch Krankheiten als durch Verwundung und Tötung auf dem Schlachtfelde erleiden*[128]. Beim Ausbruch des Deutsch-Französischen Krieges (1870) veröffentlichte Virchow zunächst einen Grundsatzartikel *Der Krieg und die Wissenschaft.* Wieder ist es der «Romanismus» (d. h. die katholische Kirche), der als Gegner benannt wird und gegen den unser humanes Streiten *mit höchster Opferfreudigkeit der einzelnen zu einem frohen Ende geführt* werden soll. Denn: *Das wahre Wissen ist humanes Wissen: Als die höchste und schönste Blüte der menschlichen Entwicklung bringt es zugleich alle edleren Empfindungen zur Entfaltung.*[129] Auch auf den Schlachtfeldern habe die Medizin daher anwesend zu sein *als die Vertreterin der Humanität, als die Repräsentantin des Menschenfriedens.* Darum der Appell: *Seien wir Hohepriester der Humanität im Kriege, Segen spendend für alle. Aber gedenken wir daran, daß die höhere Aufgabe nicht im Kriege gelöst werden kann.*[130] Virchow schließt mit dem Wunsch nach einer *inneren Verständigung* und Versöhnung der Gegner, aber auch mit einer abermaligen Attacke gegen die katholische Kirche, deren Aufgabe nun nur noch von der Wissenschaft wahrgenommen werden könne. *Möge es der Wissenschaft beschieden sein, den schönen Spruch zu wahren und zu verwirklichen: Friede auf Erden!*[131]

Während des Deutsch-Französischen Krieges verfaßte Virchow – wesentlich pragmatischer – seine *Gesundheitsregeln* in achtzehn Punkten, die 1870 vom Berliner «Hülfsverein für die deutschen Armeen im Felde» in 120000 Exemplaren an *unsere braven Krieger* verteilt wurden, im

Im Feldlager, 1870: Virchow verteilt Liebesgaben. Holzschnitt nach einer Zeichnung von C. Rechlin dem Jüngeren

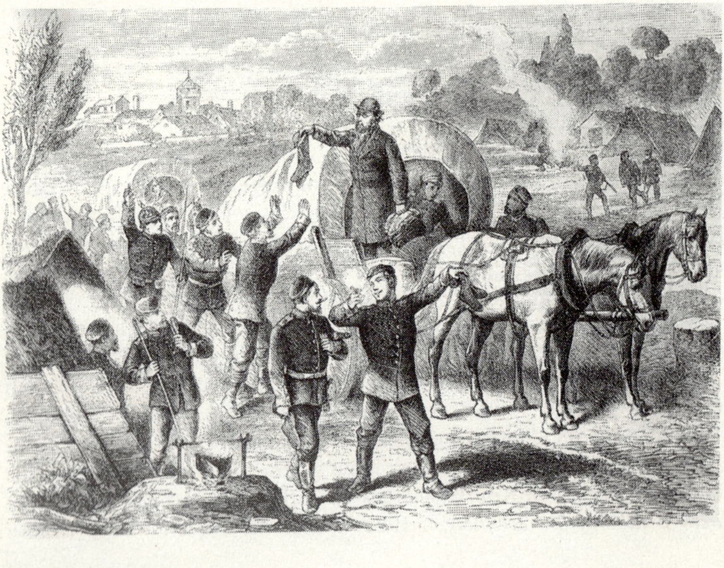

Felde allerdings nicht besonders günstig aufgenommen und mit vielfach höhnischen und oft unflätigen Bemerkungen zurückgeschickt wurden. Virchow gab daraufhin zu, daß der Zeitpunkt der Versendung der Gesundheitsregeln an die Truppe *leider ein zu später und deshalb zum Teil ein verfehlter war.* Mitten in der Not verlange man eben *Hilfsleistungen und keine guten Ratschläge*. Trotzdem betonte er, *daß es ohne Selbsthilfe auch hier nicht geht.*[132]

Es blieb nicht bei theoretischen Ratschlägen. Im Oktober 1870 reiste Virchow mit einem Sanitätszug an den Kriegsschauplatz, begleitet von drei Ärzten, fünf ehrenamtlichen Helfern, darunter zweien seiner Söhne, neun Krankenwärtern sowie Köchen und Bahnpersonal. Er erreichte Metz, Nancy, Mars-la-Tour und brachte zahlreiche Verwundete in ein Barackenlager auf dem Tempelhofer Feld in Berlin. Die Wichtigkeit neuer Pflegeberufe und autonomer Pflegeverbände wurde ihm zunehmend klarer. Und aus seiner ärztlichen Erfahrung heraus schrieb er 1870 in seinem *Archiv*: Der Krieg werde die Augen der Völker öffnen, *auf daß sie ihre Aufgabe fürderhin darin suchen, ohne Neid und Haß im fruchtbaren Wettbewerb die Werke des Friedens zu tun*[133].

Wenige Jahre später erfahren wir weitere, oft ganz konkrete Ratschläge und überraschende Rezepte aus der Apotheke des Naturforschers Virchow, von denen vor allem sein langjähriger Freund Heinrich Schliemann zu berichten weiß. In seinen Briefen an Schliemann – zwischen 1879 und 1890 – gab Virchow oftmals detaillierte ärztliche Anweisungen sowie Ratschläge zur Anwendung von Trinkkuren, zu diätetischer Lebensführung oder zu privaten Problemen.[134] Schliemanns Sohn empfiehlt Virchow gegen Diarrhoe: *keine Milch für einige Zeit, sondern Suppe oder Tee von Arrowroot (= Pfeilwurzmehl). Nach jeder Mahlzeit eine Messerspitze von Natronbicarbonicum. Keine Früchte.*[135]

Weitere Rezepte gibt Virchow für Frau Sophie Schliemann (so am 24. August 1889, wo er hinzufügt, daß er für Frau Sophie *niemals eine Vertrauensperson in ärztlichen Dingen* gewesen sei) sowie für den Sohn Agamemnon (am 26. November 1884 und am 5. Januar 1885). Die ärztliche Fürsorge Virchows galt auch den Arbeitern auf den Gräberfeldern; ein Beispiel: *Skorbut wird am leichtesten durch frische Pflanzensäfte, namentlich Zitronensaft, beseitigt. Lassen Sie die Leute den ausgepreßten Saft einiger Zitronen, natürlich nicht auf einmal, sondern teelöffelweise in gewissen Zwischenräumen, z. B. von zwei Stunden, nehmen. Das muß so lange fortgesetzt werden, als die Krankheit dauert.*[136]

Bei Klagen über Potenzstörungen seines Freundes Schliemann weiß der Arzt Virchow einen geradezu klassischen Rat: *Aphrodisiaka sind sehr bedenkliche Mittel, die nicht leicht ohne Schaden angewendet werden. Vielleicht hat Bier (bayrisches), in mäßiger Menge genossen, eine gute Wirkung. Versuchen Sie es! Außerdem empfehle ich Ihnen kalte Duschen auf Rücken und Kreuz, jedoch auch nur ganz kurze Zeit angewendet. Nicht,*

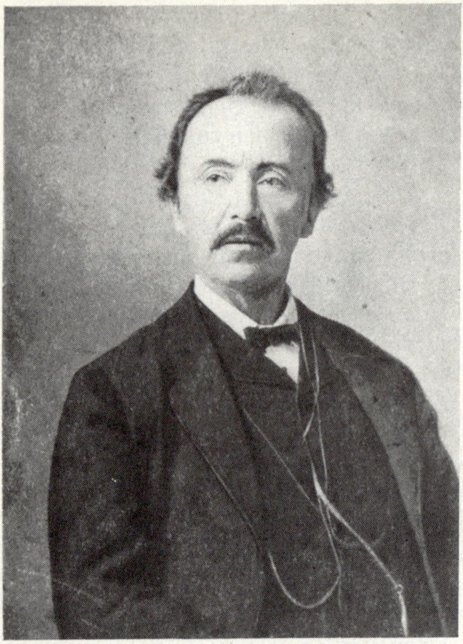

Heinrich Schliemann

wie Sie es leicht treiben könnten, als dauerndes Mittel. Mäßigkeit ist eine große Tugend, auch in der Liebe. Sagen Sie das Ihrer Königin![137] Wenn Virchow freilich seinem Freund Schliemann rät: *Ihre Hast und Ungeduld macht Sie krank und raubt Sie zugleich Ihrer Familie. Ihre Frau und Ihre Kinder haben doch auch einen Anspruch auf Sie. Der berühmte Mann allein genügt ihnen nicht; sie brauchen den Gatten und Vater, und zwar in einer gewissen Behaglichkeit des Genusses. Sie werden sich schon an eine größere Ruhe gewöhnen müssen*[138] – dann wäre er selber einem solchen Rat sicherlich nicht gefolgt.

Es kann nicht genug betont werden, daß es in der Absicht Virchows lag, auch seine *Cellularpathologie* aufzufassen als einen ausführlichen Bericht über den Stand *der zellulären Theorie als Grundlage einer medizinischen Wissenschaft für den Arzt.* So konnte Virchow am Schluß seiner zwanzigsten Vorlesung über seine im Grunde recht theoretisch konstruierte *Cellularpathologie* den beteiligten praktischen Ärzten wünschen: *daß Ihnen manche Anschauung der neueren Zeit durch diese Vorträge näher getreten sei, und daß die Tatsachen, welche ich Ihnen vorgeführt habe, Ihnen auch für die Praxis brauchbare Erinnerungen bieten möchten*[139].

Zur Idee einer heilenden Natur

Was der Theoretiker Virchow den Praktikern in erster Linie zu übermitteln gedachte, war die alte hippokratische Idee von einer heilenden Natur. Am 2. Januar 1875 hielt Virchow im Verein für Kunst und Wissenschaft in Hamburg einen damals vielbeachteten Vortrag *Über die Heilkräfte des Organismus*. Sehr behutsam machte der Redner seine Zuhörer darauf aufmerksam, *daß der Arzt nie vergessen solle, den kranken Menschen als ein Ganzes aufzufassen*[140]. Nicht von ungefähr sprach er von der *göttlichen Notwendigkeit des Hippokrates*, die wir allenthalben walten sehen im gesunden Gesamtorganismus. *Wichtige Abschnitte der Medizin, z. B. die Geburtshilfe, die Pflege der Neugeborenen, die ganze Diätetik, beziehen sich auf Verhältnisse des gesunden Lebens, deren Überwachung der Arzt übernimmt, um den Eintritt der Krankheit zu hindern.* Hier gehe es um jene *Vorbeugung*, die man zu Recht auch *Heilen* nenne, um die *curatio prophylactica.*[141]

Als bestes *Schutzmittel des Körpers* aber dient Virchow *die physiologische Übung, welche in weitestem Sinne in der Diätetik oder Gymnastik gegeben ist*. Hier wird auf die allgemeinen Resistenzkräfte – wir würden heute sagen: die psychosomatischen Restitutionsfaktoren – aufmerksam gemacht, die aller Heilung wie auch Gesunderhaltung zugrunde liegen. *Manche Teile und manche Körper sind mehr vulnerabel und daher zur Regeneration weniger disponiert. Andere sind widerstandsfähiger, härter und besitzen eine größere Regenerationsfähigkeit, eine bessere «Heilkraft».* In jedem Falle aber geschehe die Heilung nur durch *die Wiederherstellung der Harmonie des Körpers*. Heilung sei *eine Ausgleichung, eine Regulation der gestörten Verhältnisse, und zwar eine Ausgleichung durch innere Vorgänge des Körpers. Die Heilkräfte sitzen in den lebendigen Teilen des Körpers*. Und weiter: *Jede äußere Einwirkung ist nur ein Mittel, um die innere Einrichtung des Körpers, die Physis, zu freier und geordneter Tätigkeit zurückzuführen. So löst sich der Gegensatz der Schulen.*[142]

Auch vor den Naturforscherversammlungen hat Virchow immer wieder betont, daß nicht *das Leben unter abnormen Bedingungen, nicht die Störung als solche* eine Krankheit erzeuge, daß die Krankheit vielmehr erst *mit der Insuffizienz der regulatorischen Apparate* beginne, nämlich dann, wenn *die regulatorische Einrichtung des Körpers* nicht mehr ausreiche, die Störungen zu beseitigen. *Wenn dieser Apparat nicht mehr ausreicht, um in Kürze die natürlichen Lebensverhältnisse wiederherzustellen, ist der Mensch krank.*[143]

Im Dilemma zwischen Naturheilung und Kunstheilung

Daß die Natur heile, der Arzt aber helfend zur Seite stehe, war uralte Weisheit der Ärzte.[144] Daß es dabei zu Kontroversen zwischen der Heilkraft der Natur und dem heiltechnischen Eingriff des Arztes kommen mußte, lag auf der Hand und wurde auch von Virchow sehr deutlich gesehen und herausgestellt.

Der Praktiker Virchow war offensichtlich auf einen Ausgleich zwischen «Schulmedizin» und «Außenseitern» bedacht, wenn er die Tendenzen beider Schulen in die Waagschale warf. Beide, die *physiologische und die therapeutische Empirie*, müßten gleichzeitig bedacht und benutzt werden, *um den wissenschaftlichen Standpunkt des Praktikers zu begründen.*[145]

Bei aller Wissenschaftlichkeit im ärztlichen Vorgehen dürfe man nicht vergessen, die *Naturheilkraft* gleichsam zu provozieren, *eine Kraft, deren persönliche Bekanntschaft uns freilich fehlt, da wir in den Vorgängen der spontanen Heilungen nicht die Wirkung einer besonderen Kraft, sondern nur die Manifestation allgemeiner Entwicklungsgesetze zu erkennen vermögen.*[146]

Es sollte nicht vergessen werden, daß Virchow in diesem Zusammenhang des öfteren auch auf die damals in Mode gekommene Homöopathie eingegangen ist, so besonders energisch in seiner Berliner Stiftungsrede über *Hundert Jahre allgemeiner Pathologie* (1895). Er erwähnt darin eigens Samuel Hahnemanns «Organon der rationellen Heilkunde» (1810), das für die therapeutischen Zwecke einen *wohltätigen Einfluß* ausgeübt habe. Scharf hingegen wird die *Mystik der Minimaldosen* kritisiert; man könne sie zwar als *nützliches Gegenmittel* gegen die in ärztlichen Kreisen leider immer wieder geübte Polypharmazie auffassen; letztlich aber sei sie dann doch nur ein *Zufluchtsmittel für verzweifelnde Kranke* oder ein *Sport blasierter Kreise*!

Die Versuche, welche Hahnemann *zur Begründung des homöopathischen Systems* angestellt habe, hätten gleichwohl Anstöße für weitere detaillierte Forschungen gegeben, zu Arbeiten nämlich, *welche hauptsächlich seit der Entdeckung der Alkaloide den eigentümlichen chemisch-experimentellen Charakter angenommen haben, durch den sie von der früheren, mehr oder weniger auf klinische Beobachtung gestützten Bearbeitung der Arzneimittellehre sich so wesentlich unterscheiden.*[147]

Wir haben uns zu vergegenwärtigen, daß Virchow zu einem Zeitpunkt wirkte, wo die jungen Mediziner gegen die «romantische Heilkunst» Sturm liefen und allen spekulativen Systemen absagten, wo andererseits aber die Medizin als «angewandte Naturwissenschaft» auch begann, große Kompetenzbereiche der älteren Heilkunde aufzugeben, um sich auf die exakten Methoden der Physik und Chemie zu konzentrieren. Damals setzte sich das durch, was man den «therapeutischen Nihilismus» ge-

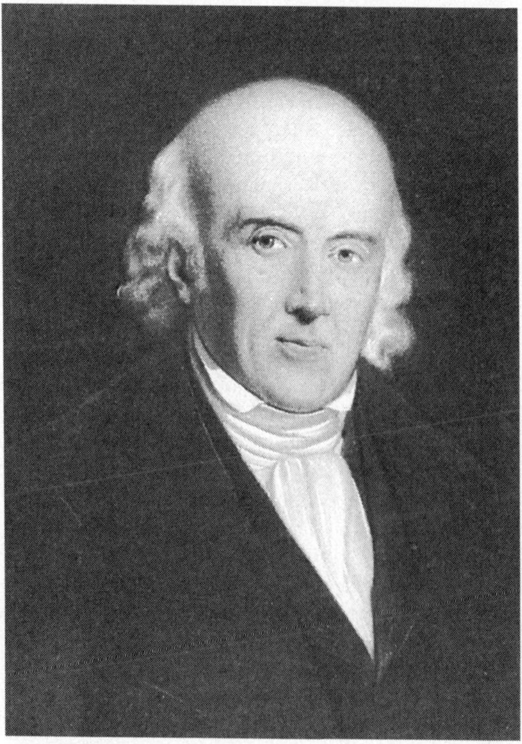

Samuel Hahnemann. Gemälde von Henry Scheffer, 1845 (Ausschnitt)

nannt hat. Im Wissen und nicht im Handeln suchten die jungen Ärzte ihre Kunst. Am Arzt sollte eher der Naturforscher als der Heilkünstler geschätzt werden. Solange die Medizin eine Kunst sei, könne sie keine Wissenschaft sein, werde es keine «wissenschaftlichen Ärzte» geben. Ziel dieser neuen Schule war daher die Medizin als «eine Wissenschaft, die eine mathematische Grundlage hat, wie jede Naturwissenschaft»[148]. Die Mathematik aber schließe alle Kunst aus.

Als Vorreiter für diesen «Nihilismus» in bezug auf die Erfolge der Therapie haben wir nicht zuletzt die jungen Naturforscher Wilhelm Roser und Carl August Wunderlich zu betrachten. Was hilft es, so argumentierten sie in ihrem neuen «Archiv für physiologische Heilkunde» (1842), «wenn wir dem Publikum und uns selbst zu verbergen suchen, wo unsere Kunst zu Ende ist? Ist das Humanität, wenn man sich in Illusionen wiegt, wo sich's um Leben und Gesundheit der Mitmenschen handelt?» Eine Therapie aber ohne wissenschaftliches Fundament sollte man lieber vermeiden, besonders jetzt, wo alles darauf ankomme, eine gültigere Richtschnur für die therapeutischen Handlungen zu gewinnen.[149] Ganz ähnlich hatte sich Joseph Dietl bereits 1829 geäußert[150], und im Jahre 1845 konnte er in der «Zeitschrift der Gesellschaft der Ärzte zu Wien» seiner Polemik gegen die zeitgenössische Heilkunst besonders heftigen Ausdruck geben, als er die These aufstellte: «daß sich der Kreis unseres Wirkens in dem Grade verengen, als sich jener unseres Wissens erweitern wird». Das höchste Ziel der alten Schule sei gewesen: «Heilen, und das Wissen war nur ein zufälliges Ergebnis ihrer Heilversuche. Das höchste Ziel der neuen Schule ist: Wissen, und das Heilen ist nur ein notwendiges Ergebnis des Wissens.» Da wir aber immer noch so erschreckend wenig wissen, schloß Dietl, werden wir kaum Möglichkeiten zu effektivem Eingreifen haben.[151]

So die Prinzipien des «therapeutischen Nihilismus», der bald schon in Gefahr geriet, in eine therapeutische Anarchie zu geraten, und gegen den Virchow sich energisch zur Wehr setzte, um seinen Grundsatz zu betonen, daß der Begriff der Medizin ohne weiteres den des Heilens in sich birgt. Für die wissenschaftliche Auseinandersetzung ließen sich zwar bestimmte Modelle und sprachliche Abstraktionen gar nicht vermeiden; in der Praxis freilich müßten solche Abstraktionen aufgegeben werden, da sie nur zu oft die Gefahr mit sich brächten, über die Krankheit den Kranken zu vergessen und über die Begriffe die Wirklichkeit zu vernachlässigen.

Möglichkeiten und Grenzen einer Naturheilkunde

Wenn sich die Naturheilkunde heute – oft allzu vorwitzig – als «Ganzheitsmedizin» bezeichnen möchte, dann würde sie im praktischen Arzt Virchow ihren ersten Promotor, aber auch erbittertsten Kritiker finden. Das zeigt ein Blick auf die Quellen und ihre Aussage. Bereits im *Handbuch der speciellen Pathologie und Therapie* (1854) wird immer wieder auf die *Einheit des lebendigen Körpers* aufmerksam gemacht und damit auf den Aspekt der Ganzheit. *Die Einheit des lebendigen Körpers ist nur begründet in der Abhängigkeit seiner lebendigen Teile voneinander.*[152] Kein Teil ist *absolut unabhängig von den andern.* Alles ist lebendig nur durch die Bewegung innerhalb einer hierarchischen Gliederung der Systeme, vor allem der nervösen Elemente und des Blutes. Daraus ergibt sich nicht nur ein besseres Verständnis der Krankheitsprozesse, sondern gleichsam auch ein Begriff von Gesundsein. Durch die *Integrität ihrer Zusammensetzung* erst seien die stofflichen Elemente imstande, *Verbrauchtes abzuwerfen, Bedürftiges zu erlangen, und zuletzt in der ganzen Summe von Elementen, welche den Körper zusammensetzen, jenes*

Gleichgewicht der Funktion herzustellen, welches wir in dem Bilde der Gesundheit zusammenfassen und mit dem Gefühl des Wohlseins an uns selbst wahrnehmen.[153]

Grundsätzlich will Virchow das Vertrauen der Ärzte zu prophylaktischen Maßnahmen gewahrt wissen. *Was an der Zuverlässigkeit der Heilmittel verlorengeht (durch wissenschaftliche Kritik), das gewinnen wir durch die vollständigere Kenntnis der Gesundheitsmittel, durch die kräftigere Handhabung der Prophylaxe, Hygiene und Diätetik.* Diese Art von Diätetik – so Virchow weiter – *hat immer den Effekt, keinen Teil im Gegensatz zu dem anderen und auf Kosten des andern in seinen Tätigkeiten zu heben, sondern vielmehr alle gleichzeitig zu stärken und durch den Wechsel selbst die Beziehung der Teile aufeinander, welche eben die Ausgleichung befördert, inniger zu befördern.*[154]

Vor allem in den Lebensmitteln als Gesundheitsmitteln sah Virchow eine Fundamentalfrage der Gesellschaft. Nie dürfe man vergessen, *daß die Nahrungsfrage immer noch die erste und wichtigste Frage ist, daß die durch sie hervorgerufene Arbeit die Grundlage für die Existenz von Staat und Gesellschaft darstellt, daß in ihr die gefürchtete soziale Frage wurzelt.* Gleichwohl sind weder die Wissenschaft noch die Erfahrung mit dieser *ersten Frage der Menschheit* fertig geworden. Virchow kommt vielmehr zu dem ernüchternden Ergebnis: *Eine streng wissenschaftliche Diätetik ist bis jetzt noch unmöglich.*[155] Mit aller Skepsis ist nur zu oft auch die Kritik verbunden, so wenn Virchow (1895) über die homöopathischen Mittel spottet.[156] Daraus sein Schluß: *Der Praktiker muß selbst Naturkundiger sein, selbst die Entstehung des kranken Körpers deuten und selbst die Wirkung seiner Heilmittel erkennen. Die Physik und Chemie, die Anatomie und Physiologie müssen ihm dienstbar sein; sie müssen für ihn arbeiten, aber er selbst muß ihnen Fragen stellen und die Glaubwürdigkeit ihrer Antwort beurteilen können.*[157] Alle diese modischen Medikationen aber, sie seien nicht nur *Sache der Erfahrung*, sondern auch *Sache der wissenschaftlichen Schätzung* eines gebildeten Arztes. *Die Erfahrung allein bildet auch im ärztlichen Stande nur Abenteurer, denen zuweilen Großes gelingen mag, aber denen sich anzuvertrauen jedesmal ein Wagnis ist. Nur die Erfahrung, welche durch die Wissenschaft geordnet und geleitet ist, vermag die Schranken sicher zu ziehen, bis wohin die Technokratie greifen darf, und das Gebiet zu bezeichnen, in welchem die Natur, in welchem die physischen Heilkräfte des Organismus die Alleinherrschaft haben.*[158]

Was die Praxis der Heilkunde anbelangt, so will Virchow eindeutig den wissenschaftlich orientierten Praktiker vom bloßen Scharlatan unterschieden wissen. Der *wissenschaftliche Praktiker* unterscheidet sich nach seiner Ansicht vor allem darin *von dem Routinier, von dem medizinischen Glücksritter, daß die Errungenschaften der wissenschaftlichen Medizin sein Eigentum sind, daß sie die Basis seiner Operation bilden, und daß er weder mit dem Schlendrian noch mit dem Zufall Götzendienerei treibt.*[159]

So sehr auch die verschiedenen Richtungen der Außenseitermethoden sich nach und nach auf den *empirischen Standpunkt* ausgerichtet hätten, so hätten sie sich doch *leider nicht zu der naturwissenschaftlichen Methode zu erheben gewußt, ohne welche schließlich jener ebenso rohe als anmaßende Empirismus herauskommen muß.*[160]

Als im Jahre 1900 Rudolf Virchow seinem *Archiv* einen Gruß *Zum neuen Jahrhundert* vorsetzte, ging er zwar auf die damals immer noch hochaktuellen Problemfelder der *Zellenlehre, Bakterien und Serumtherapie* ein, sein Hauptaugenmerk aber galt zunächst einmal der praktischen Medizin. Unter der *Signatur eines neuen Jahrhunderts* warnte er die Ärzte vor der *Volksmedizin* und vor *Naturheilärzten*, aber auch vor *Pfuscherverboten* und jeder gesetzlichen Regelung gegen die *neuen Quacksalber.* Seine größte Sorge galt der Vorbeugung, der Prophylaxe. *Das neue Jahrhundert wird noch viele und harte Arbeit auszuführen haben, ehe die Menschheit mit Ruhe auf einen gewissen Abschluß der prophylaktischen Untersuchungen wird rechnen dürfen.*[161] Das *neue Jahrhundert* werde aber auch bei allen Erwartungen nicht ohne Verirrungen bleiben; es habe sich nicht zuletzt vor einer *träumerischen Betrachtung der Natur* zu hüten, die immer gefährlich sei. Möge das *neue Saeculum* vor allem – schloß Virchow – eine *strenge Purifikation der wissenschaftlichen Sprache* erleben.[162]

Alles in allem hat Virchow die praktische Medizin als die angewandte theoretische Medizin angesehen. Diese theoretische Medizin aber, die er *Pathologische Physiologie* nannte, sei keine *exoterische* Wissenschaft, die neben der ärztlichen Praxis einhergehe; sie gehöre vielmehr *zum innersten Kern und Wesen des ärztlichen Wissens selbst*, suche sie doch *die ewigen Gesetze*, nach denen sich *der Ablauf des organischen Lebens* gestaltet.[163]

Virchow-Karikatur aus dem Jahr 1873, die auf ungesunde Modetorheiten der Zeit anspielt. Dazu gehörte ein langes Gedicht, in dem es heißt: «Doch uns zu lehren, daß die Mod' / Als Krankheit selber uns bedroht, / Kam eigens hergezogen / Der Stern des Pathologen.»

1. Jahrgang. Nr. 43. Preis einer Nummer 10 kr. = 2½ Sgr. = 8 kr. südd. 19. October 1873.

Pränumerations-Preis
Wien und Umgebung vierteljährig fl. 1.20; ...jährig fl. 2.40; ganzjährig fl. 4.80; Ausland vierteljährig fl. 1.80; halbjährig fl. 3.60; ganzjährig 7.20.
Man pränumerirt ...en. Stadt, Wollzeile 6 (im Bazar), ...e bei allen Postämtern, Buchhändlern ... Zeitungs-Verschleissern des In- und Auslandes.
Einzelne Nummern 10 kr. ...ohl im Expeditions-Locale in Wien, ...zeile 6 (im Bazar), als auch in allen Zeitungs-Verschleissen.

DIE BOMBE.

Erscheint jeden Sonntag.

Professor Virchow.

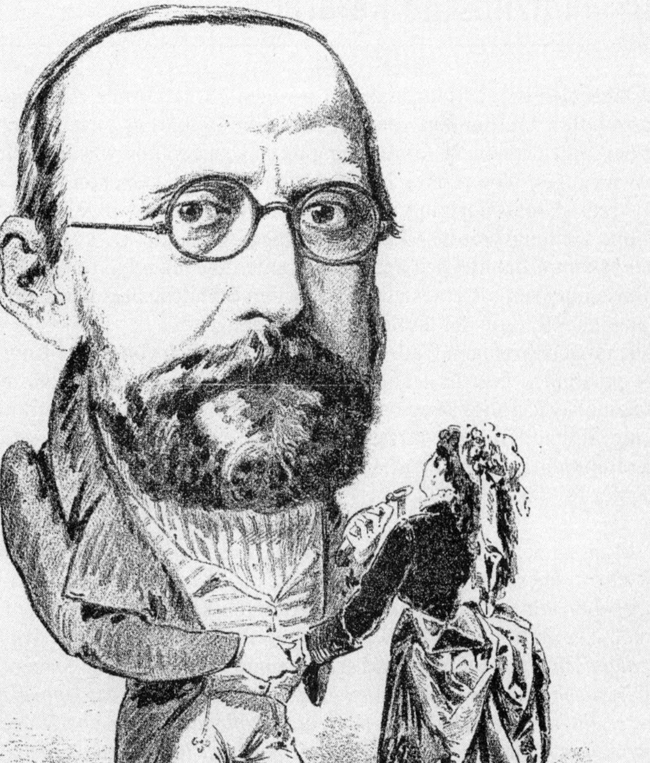

Die medizinische Reform

Die Geschichte der Medizinalreform reicht zurück in die Anfänge des neunzehnten Jahrhunderts und steht in unmittelbarem Zusammenhang mit der industriellen Revolution und ihren sozialen und wirtschaftlichen Auswirkungen. Die Ärzteschaft blieb davon nicht verschont: Die Zahl der Ärzte, damals noch in verschiedene Klassen aufgeteilt, nahm zu; die Gruppe zahlungskräftiger Patienten hingegen wurde kleiner; ein Konkurrenzkampf bahnte sich an. Hinzu kamen die ständige bürokratische Einmischung seitens eines absolutistischen Ständestaates sowie ein unzulängliches System der ärztlichen Ausbildung.[164]

Die jungen Ärzte um Rudolf Virchow fühlten sich von dieser Entwicklung persönlich betroffen und suchten nach neuen Grundlagen einer Medizinalverfassung; sie versuchten aber auch, neben der materiellen die moralische Krise der Ärzteschaft zu analysieren, um von Grund auf neue Fundamente für den ärztlichen Stand wie für eine bessere Versorgung der Bevölkerung zu legen.

Am Montag, den 10. Juli 1848 erschien zu Berlin die erste Nummer einer Zeitschrift, die sich den kühnen Titel *Die medicinische Reform* gab, herausgegeben von Rudolf Virchow und Rudolf Leubuscher. Der erste Leitartikel – verfaßt von Virchow – stellt bereits die Grundfrage: *Was die «medicinische Reform» will*, und er beginnt mit den lapidaren Sätzen: *Die «medicinische Reform» tritt zu einer Zeit ins Leben, wo die Umwälzung unserer alten Staatsverhältnisse noch nicht vollendet ist, wo aber von allen Seiten schon Pläne und Steine zu dem neuen Staatsbau herzugebracht werden.* Der alte Schutt – so heißt es weiter – will abgeräumt sein, neue Institutionen wollen aufgebaut werden. Die politischen Stürme der jetzigen Zeit seien nur ein Ausdruck für die radikalen Veränderungen in der allgemeinen Lebensanschauung. *Die Medizin kann dabei allein nicht unberührt bleiben; eine radikale Reform ist auch bei ihr nicht mehr aufzuschieben.*[165] Die Medizin dürfe nicht vergessen, daß ein *Prinzip der Perfektibilität* in der Welt sei, dem sie sich nicht für immer entziehen kann. Der Arzt dürfe sich nicht länger seinem eigentlichen Auftrag entziehen, durch den ihm die öffentliche Gesundheitspflege anheimgegeben wird.

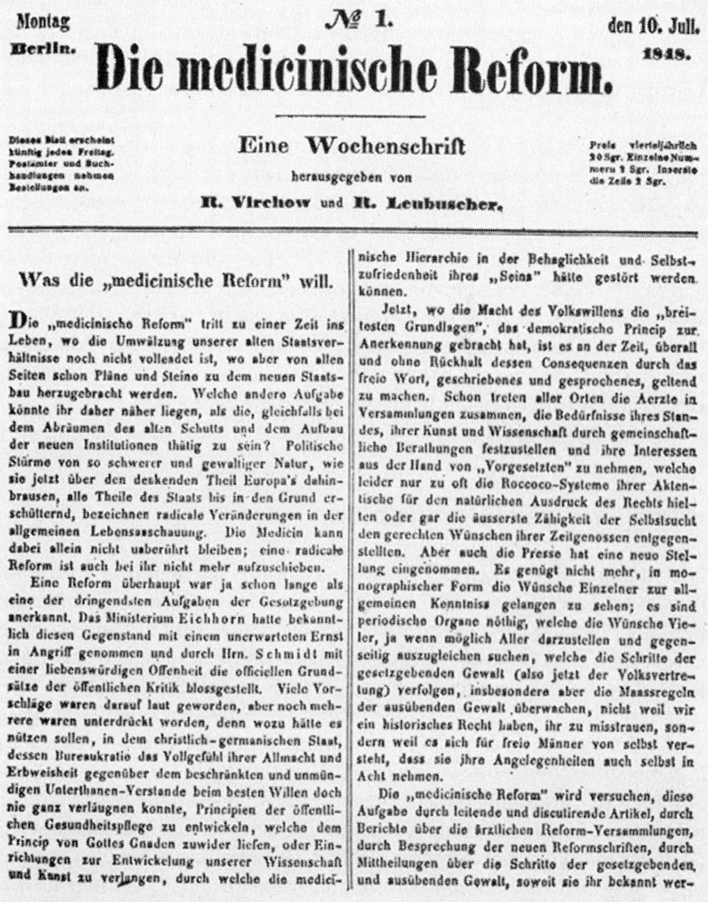

Montag **№ 1.** den 10. Juli.

Berlin. 1848.

Die medicinische Reform.

Eine Wochenschrift

herausgegeben von

R. Virchow und **R. Leubuscher.**

Dieses Blatt erscheint künftig jeden Freitag. Postämter und Buchhandlungen nehmen Bestellungen an.

Preis vierteljährlich 20 Sgr. Einzelne Nummern 2 Sgr. Inserate die Zeile 2 Sgr.

Was die „medicinische Reform" will.

Die „medicinische Reform" tritt zu einer Zeit ins Leben, wo die Umwälzung unserer alten Staatsverhältnisse noch nicht vollendet ist, wo aber von allen Seiten schon Pläne und Steine zu dem neuen Staatsbau herzugebracht werden. Welche andere Aufgabe könnte ihr daher näher liegen, als die, gleichfalls bei dem Abräumen des alten Schutts und dem Aufbau der neuen Institutionen thätig zu sein? Politische Stürme von so schwerer und gewaltiger Natur, wie sie jetzt über den denkenden Theil Europa's dahinbrausen, alle Theile des Staats bis in den Grund erschütternd, bezeichnen radicale Veränderungen in der allgemeinen Lebensanschauung. Die Medicin kann dabei allein nicht unberührt bleiben; eine radicale Reform ist auch bei ihr nicht mehr aufzuschieben.

Eine Reform überhaupt war ja schon lange als eine der dringendsten Aufgaben der Gesetzgebung anerkannt. Das Ministerium Eichhorn hatte bekanntlich diesen Gegenstand mit einem unerwarteten Ernst in Angriff genommen und durch Hrn. Schmidt mit einer liebenswürdigen Offenheit die officiellen Grundsätze der öffentlichen Kritik blossgestellt. Viele Vorschläge waren darauf laut geworden, aber noch mehrere waren unterdrückt worden, denn wozu hätte es nützen sollen, in dem christlich-germanischen Staat, dessen Bureaukratie das Vollgefühl ihrer Allmacht und Erbweisheit gegenüber dem beschränkten und unmündigen Unterthanen-Verstande beim besten Willen doch nie ganz verläugnen konnte, Principien der öffentlichen Gesundheitspflege zu entwickeln, welche dem Princip von Gottes Gnaden zuwider liefen, oder Einrichtungen zur Entwickelung unserer Wissenschaft und Kunst zu verlangen, durch welche die medicinische Hierarchie in der Behaglichkeit und Selbstzufriedenheit ihres „Seins" hätte gestört werden können.

Jetzt, wo die Macht des Volkswillens die „breitesten Grundlagen", das demokratische Princip zur Anerkennung gebracht hat, ist es an der Zeit, überall und ohne Rückhalt dessen Consequenzen durch das freie Wort, geschriebenes und gesprochenes, geltend zu machen. Schon treten aller Orten die Aerzte in Versammlungen zusammen, die Bedürfnisse ihres Standes, ihrer Kunst und Wissenschaft durch gemeinschaftliche Berathungen festzustellen und ihre Interessen aus der Hand von „Vorgesetzten" zu nehmen, welche leider nur zu oft die Roccoco-Systeme ihrer Aktentische für den natürlichen Ausdruck des Rechts hielten oder gar die äusserste Zähigkeit der Selbstsucht den gerechten Wünschen ihrer Zeitgenossen entgegenstellten. Aber auch die Presse hat eine neue Stellung eingenommen. Es genügt nicht mehr, in monographischer Form die Wünsche Einzelner zur allgemeinen Kenntniss gelangen zu sehen; es sind periodische Organe nöthig, welche die Wünsche Vieler, ja wenn möglich Aller darzustellen und gegenseitig auszugleichen suchen, welche die Schritte der gesetzgebenden Gewalt (also jetzt der Volksvertretung) verfolgen, insbesondere aber die Maassregeln der ausübenden Gewalt überwachen, nicht weil wir ein historisches Recht haben, ihr zu misstrauen, sondern weil es sich für freie Männer von selbst versteht, dass sie ihre Angelegenheiten auch selbst in Acht nehmen.

Die „medicinische Reform" wird versuchen, diese Aufgabe durch leitende und discutirende Artikel, durch Berichte über die ärztlichen Reform-Versammlungen, durch Besprechung der neuen Reformschriften, durch Mittheilungen über die Schritte der gesetzgebenden und ausübenden Gewalt, soweit sie ihr bekannt wer-

Die erste Seite der ersten Ausgabe der berühmten Revolutionszeitschrift „Die medicinische Reform", die vom 10. Juli 1848 bis zum 29. Juni 1849 von R. Virchow und R. Leubuscher herausgegeben worden war

Denn: *Die Ärzte sind die natürlichen Anwälte der Armen, und die soziale Frage fällt zu einem erheblichen Teil in ihre Jurisdiktion.*[166]

Das sind die ersten programmatischen Sätze, mit denen Virchow seine neue Zeitschrift eröffnet. Mit dem von ihm mit aller Leidenschaft geforderten Konzept einer *medicina publica*, der *öffentlichen Gesundheitspflege*, will er zunächst einmal zum Ausdruck bringen, daß eine radikale Veränderung im Verhältnis zwischen Staat und Medizin eingesetzt habe. Wir seien längst über die aufgeklärte Sanitätspolizei und eine biedermeierliche Armen-Krankenpflege hinausgekommen. Jetzt erst fange der Mensch an, sich selbst als seinen eigenen Herrn und Meister zu fühlen.[167] Darin in erster Linie sei der sittliche Fortschritt unserer historischen Zeit zu sehen.

Keine Staatsform könne sich künftighin noch als gesichert betrachten, die nicht mit Ernst und Entschlossenheit an die Lösung der Sozialen Frage gehe. Dem frischen Radikalismus des revolutionären Volkes gegenüber seien die Tage der alten, konservativen Medizin endgültig gezählt. Hat man sich wirklich einmal – meint Virchow – die soziale *Sorge für die Zukunft* zur Aufgabe gemacht, so kann man nicht anders als radikal sein: *Will man etwas, so muß man radikal sein*, aus der «radix», der Wurzel heraus neu bauen. Auch hier erinnert Virchow wieder an den Altmeister Hippokrates, der gesagt haben soll: «Was Arznei nicht heilt, heilt das Eisen, und was Eisen nicht heilt, das heilt das Feuer.»[168]

«Umwälzung aller Verhältnisse»

Die radikale Reform in der Medizin kämpft – wie Virchow fortan mit immer größerer Entschiedenheit herausstellt – um den großen Gedanken des Humanismus. Dessen Bedingungen aber sind einzig und allein *Gesundheit und Bildung*, und Gesundheit und Bildung sind nur durch jene öffentliche Gesundheitspflege zu realisieren, die *das soziale Zeitalter* einleitet. Die Soziale Frage sei zum Weltproblem geworden; sie sei *gleichsam das offene Gefäß, in welchem der große Gärungsprozeß der widerstreitenden Bedürfnisse naturgemäß* vor sich gehe.[169] Damit aber sei in der Tat eine Bewegung in Gang gesetzt, *derengleichen die Weltgeschichte nicht kennt*. In einem Grundsatzartikel *Die öffentliche Gesundheitspflege* (August 1848) beklagt Virchow zutiefst, daß immer noch viele Gemüter *in der ängstlichen Umklammerung zunftgemäßer oder persönlicher Zustände den Sturm der Weltgeschichte zu überstehen hoffen*.[170]

Mit der gleichen Folgerichtigkeit wie beim Zellenstaat (den Virchow des öfteren einen Zellenbund nennt, einen demokratischen Zellstaat, einen freien föderativen Staat gleichbedeutender Einzelwesen, wobei er kämpfen will für den dritten Stand dieses Staates, die Gewebe) soll nun auch die medizinische Reform betrieben werden. *Die öffentliche Gesundheitspflege läßt sich gar nicht mehr isoliert betrachten, sie ist nicht mehr eine unpolitische Wissenschaft, die Staatsmänner bedürfen des Beistandes einsichtsvoller Ärzte*. Was hätte es auch für einen Sinn, Einrichtungen zu stützen, durch die doch nur die medizinische Hierarchie in der Behaglichkeit und Selbstzufriedenheit ihres Daseins bestätigt würde!

Warum sollte man einen medizinischen Unterricht dulden, der doch nur einzelnen Leuten Gelegenheit zu einem Brotstudium gebe, statt sich für die öffentliche Gesundheitspflege zu engagieren.[171]

Gerade das Wort *öffentliche Gesundheitspflege* zeige denjenigen, *welche da gemeint haben und noch meinen, die Medizin habe mit der Politik nichts zu tun, die Größe ihres Irrtums.* Das gelte in erster Linie für den medizinischen Unterricht, und das wirke sich in besonders empfindlicher Weise auf die Ausbildung zum Arzt aus.[172]

Der medizinische Unterricht

Mit diesen konkreten Vorschlägen zur Gesundheitsreform verbunden blieb für die junge Ärztegeneration eine durchgreifende Reform des medizinischen Unterrichts, wobei zunächst einmal – meint Virchow – die Frage zu klären bliebe, ob man die Medizin überhaupt noch bei den alten Universitäten belassen oder nicht lieber eigene «Medizinische Schulen» einrichten sollte. Angesichts dieses Dilemmas bekennt Virchow sich in einem Leitartikel vom 22. September 1848 unter dem Titel *Der medicinische Unterricht* in einem leidenschaftlichen Plädoyer zur alten, zu einer wirklichen Universität: *Faßt man die Universitäten in ihrer edelsten Bedeutung auf, so ist ihr eigentlicher Beruf der, die universelle Bildung, die eigentlich philosophische Entwickelung des Volkes zu vermitteln.* Die Hochschulen müßten daher aufhören, bloße Anstalten für das Brotstudium zu sein; sie hätten vielmehr als *Herde der allgemeinen Bildung* zu dienen. Der neue Universitätsunterricht müßte in diesem Sinne *die Trennung der realistischen und humanistischen Wissenschaften* auflösen, um letztlich *die Einheit des Wissens im Humanismus* zu repräsentieren.[173]

Auch die Medizinalreformbewegung der vierziger Jahre war zunächst einmal das Produkt einer tiefgreifenden sozialen und wirtschaftlichen Krise, der sogenannten industriellen Revolution.[174] Reformiert werden sollten mit dem medizinischen Unterricht aber auch alle medizinischen Organisationen und nicht zuletzt das Verhältnis von Arzt und Patient. Als wirksamstes Mittel aller Reform erschien Virchow die Erziehung.

Neben der rein reparativen Linderung der Leiden werde – so Virchow – die positive Stilisierung der Gesundheit zum selbstverständlichen Auftrag des Arztes gehören. *Wir verlangen daher zunächst eine Verallgemeinerung der physiologischen Bildung. Die Physiologie muß ein Teil der allgemeinen Universitätsbildung der Studierenden aller Fakultäten werden.* Ihre Basis aber muß bis in die Gymnasialbildung und in die Elementarschulen hineingetragen werden. Auch hieraus wieder sogleich die Konsequenzen und das Programm: *Nicht bloß die physische Erziehung, die Gymnastik in ihrer weitesten Ausdehnung, die Bestimmung der Unter-*

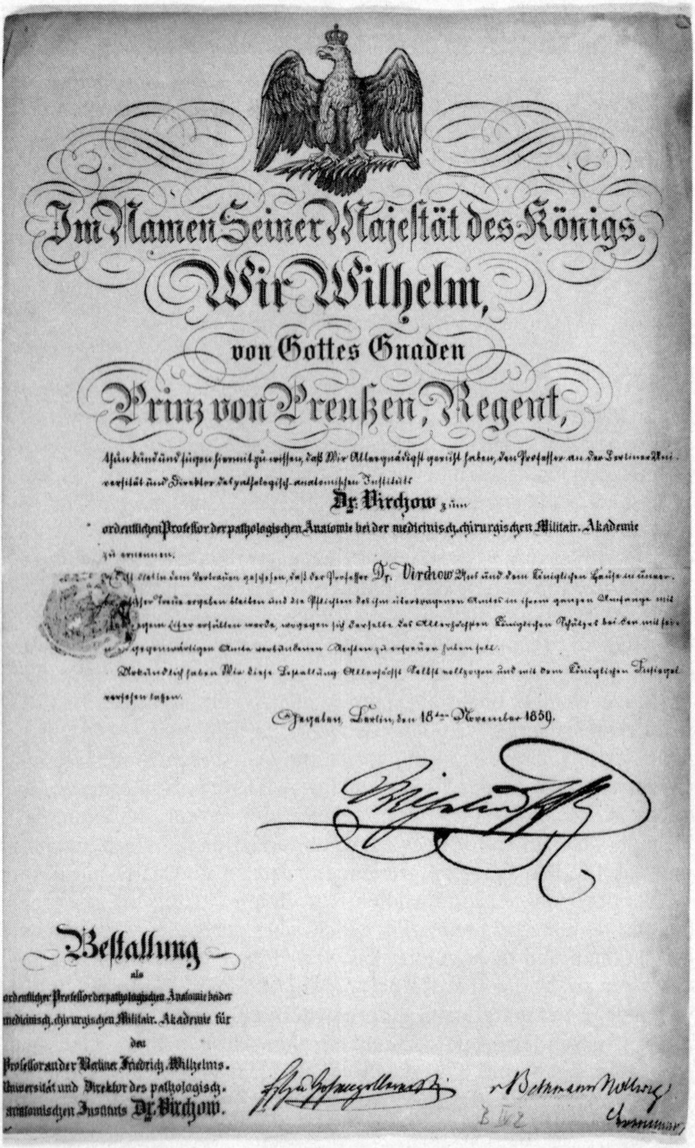

Im Namen Seiner Majestät des Königs.

Wir Wilhelm,

von Gottes Gnaden

Prinz von Preußen, Regent,

Dr. Virchow

ordentlichen Professor der pathologischen Anatomie bei der medicinisch chirurgischen Militair. Akademie

Berlin, den 18ten November 1859.

Bestallung

als

ordentlicher Professor der pathologischen Anatomie bei der medicinisch chirurgischen Militair. Akademie für den

Professor an der Berliner Friedrich Wilhelms. Universität und Direktor des pathologisch. anatomischen Instituts Dr. Virchow.

Ernennung Virchows zum ordentlichen Professor der Pathologischen Anatomie in Berlin, 18. November 1859. Die Urkunde ist unterzeichnet von Wilhelm, Prinz von Preußen (dem späteren Kaiser Wilhelm I.), und vom preußischen Kulturminister Moritz August von Bethmann Hollweg *richtszeit gehören hierher, sondern der Unterricht muß gewisse Impulse von der Medizin erhalten. Populäre Unterweisungen, die eine allgemeine, vernünftige Diätetik, eine allgemeine Prophylaxe etc. begründen, müssen sich auf eine durch den Unterricht allgemeiner verbreitete Kenntnis des menschlichen Körpers stützen; die Sittlichkeit muß aus einer gründlicheren Anschauung von dem Wesen der Naturerscheinungen, von der Bedeutung der ewigen Naturgesetze und von ihrer Geltung im eigenen Leibe neue und sicherere Stützen gewinnen.*[175]

Umsetzung der Reform in die Praxis

Um dieses theoretische Programm nun auch in die Tat umzusetzen, forderte Virchow in seiner *Medicinischen Reform* ganz konkrete Schritte: 1. Es soll ein Kongreß von Sachverständigen einberufen werden, der die Reform einer allgemeinen, der öffentlichen Gesundheitspflege in Gang bringt. 2. Ein Reichsministerium für öffentliches Gesundheitswesen ist möglichst rasch einzurichten, damit Legislative und Exekutive in Einklang gebracht werden können. 3. Was von diesem beratenden und ausführenden Gremium erwartet wird, ist eine einheitliche Medizinalgesetzgebung für ganz Deutschland. 4. Vorgeschlagen wird weiterhin die Gründung einer *Akademie der Medizin*, die als oberste Instanz für die medizinische Grundlagenforschung zu gelten hat. 5. Einzurichten ist ferner ein *Oberster Gesundheits-Rat*, der in allen Medizinalangelegenheiten der Regierung als eine ständig beratende Behörde zur Verfügung steht.[176]

Auf diesem Wege werden die Ärzte, schreibt Virchow, nach und nach das werden, was sie ihrem Auftrag nach eigentlich immer schon gewesen sind, nämlich: *die Vorkämpfer der ewigen Gesetze der Menschheit, der heiligen Rechte des Geschlechts.* Virchow sieht mit seiner Generation den Zeitpunkt gekommen, wo allein die Medizin noch die Aufgaben der Kultur erfüllen kann, so daß in Zukunft die Ärzte die eigentlichen Träger wahrer Kultur sein werden. Die medizinische Reform der Wissenschaft soll daher nichts Geringeres repräsentieren als die Reform der Wissenschaft in der Gesellschaft. Hierfür glaubte Virchow die Prinzipien entwickelt zu haben, die uns organisch in die Zukunft weitertragen.[177]

Der Arzt soll es nunmehr sein, der die Brücken schlägt von der Physiologie, der organischen Physik und Chemie zum allein noch befruchtenden Gebiet der sozialen Praxis.

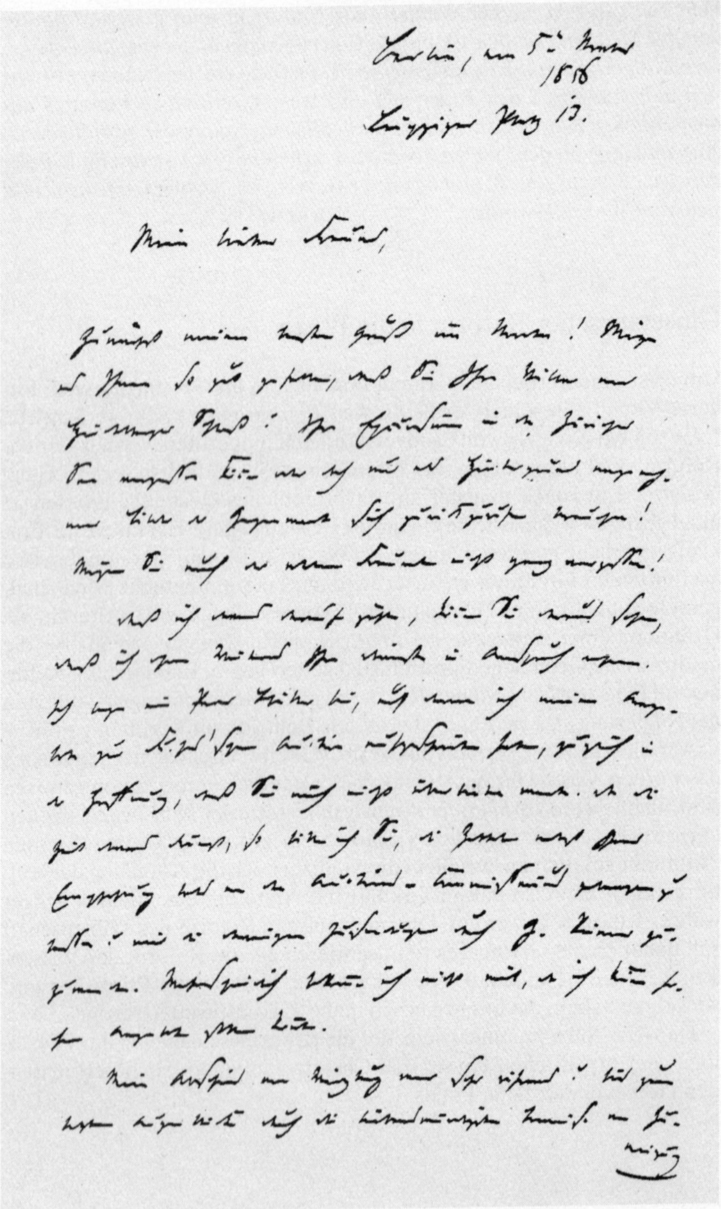

Brief Virchows an einen Kollegen, 1858

Brückenschläge zur Praxis

Aus der *solidarischen Verpflichtung aller für alle* heraus fordert Virchow, daß auch der Staat seinem Bürger nicht nur *die Mittel zur Existenz überhaupt* gewährt, sondern ihm auch *eine gesundheitsgemäße* Existenz garantiert. Noch sei die Menschheit nicht auf dem Punkt der Kulturgeschichte angelangt, *wo das naturwissenschaftliche Gesetz allein ihre Handlungen bestimmt*, weshalb als permanente Aufgabe bleibt: *das heranwachsende Geschlecht möglichst schnell für die Segnungen der Kultur fähig zu machen.* Eine solche Forderung aber kann nur auf politischem Wege in die Wirklichkeit umgesetzt werden. *Eine vernünftige Staatsverfassung muß das Recht des Einzelnen auf eine gesundheitsgemäße Existenz unzweifelhaft feststellen.*[178]

Für Virchow ist der öffentliche Gesundheitsdienst ein völlig legitimer Gegenstand der sozialen Medizin, der weit über die antiquierte Sanitätspolizei, Armenfürsorge und Krankenpflege hinausreicht. *Eine Bewegung, derengleichen die Weltgeschichte nicht kennt*, hat uns aus dem nationalen Denken in das sozialpolitische geführt, *ihre endliche Ruhe aber wird sie erst dann finden, wenn wir auf dem kosmopolitischen Standpunkt, dem der Anthropologie oder der Physiologie (im weitesten Sinne) angelangt sein werden. Und einer solchen Bewegung gegenüber will man uns noch sagen, die Medizin habe mit der Politik nichts zu tun?*[179]

Virchow geht ausdrücklich von den Forderungen des *politisch-sozialen Fortschritts* aus, wenn er postuliert: *und die Ehre erheischt es, den sittlichen, politisch-sozialen Fortschritt der Zeit auch in der Medizin zur Geltung zu bringen. Das Prinzip «von Gottes Gnaden» und die Armenkrankenpflege «um Christi Jesu Willen» sind gefallen, das Prinzip der gleichen Berechtigung und die öffentliche Gesundheitspflege als Konsequenz derselben sollen und wollen zur Geltung kommen.* Auch daraus werden sofort wieder weiterreichende Konsequenzen gezogen: *An die Stelle des Strafrechts muß jetzt die Psychologie treten, wie die Politik durch die Anthropologie zu ersetzen ist, denn die Geisteskrankheiten der Völker, die psychischen Epidemien, können nur anthropologisch geheilt werden.*[180] Den Krankheiten des Staates müssen *politische Arzneien* verordnet werden, sonst bleiben beide eine halbe Sache: die Politik wie die Medizin.

Der junge Virchow steuert – das geht aus diesen ersten stürmischen Ansätzen zu einer Umwälzung des Gesundheitswesens schon deutlich hervor – von Anfang an seiner *Medizin im Großen* zu. Die Institutionen einer öffentlichen Gesundheitspflege können seiner Meinung nach keine andere Aufgabe haben, *als den großen Gedanken des Humanismus Gestalt zu geben.* Durch die Leitartikel der *Medicinischen Reform* zieht sich daher als tragendes Thema: *Unsere Aufgabe ist die pädagogische: Wir müssen streitbare Männer erziehen, welche die Schlachten des Humanismus kämpfen.* Und noch der letzten Nummer seiner schließlich doch am harten Widerstand der politischen Verhältnisse gescheiterten Zeitschrift (1849) können wir das Bekenntnis entnehmen: *Die medizinische Reform, die wir gemeint haben, war eine Reform der Wissenschaft und der Gesellschaft. Wir haben ihre Prinzipien entwickelt.*[181]

Virchow beendet seine Zeitschrift mit einiger Resignation, aber auch einer ermutigenden Vision, wenn er schreibt: *Wir wechseln nicht die Sache, sondern den Raum. Es wäre nicht bloß nutzlos, sondern töricht, junge Saat auf Felsgrund zu streuen oder im Winter in die Erde zu bringen. «Jegliches Ding hat seine Zeit, und alles Vornehmen unter dem Himmel hat seine Stunde.»*[182]

Die *Medicinische Reform* – mit den Prinzipien «Gesundheit» und «Bildung» – schien nur eine kurze Epoche in Virchows Leben und Werk zu sein. Und doch sollte sie sich als ein durchgehendes Motiv des Lebenswerkes bis ins hohe Alter erweisen.

Vor dem geistesgeschichtlichen Hintergrund seines Jahrhunderts sah der junge Virchow sehr bewußt die *soziale Frage* auch für die Medizin wirksam werden. Bei Hippokrates und Galen noch war die Medizin eine Steuermannskunst gewesen, eine «Kybernetik», vornehmlich gedacht als vorsorgende und verhütende Haushaltspolitik im Fließgleichgewicht des labilen Organismus. Auch Paracelsus hatte das Amt des Arztes schlichtweg darin gesehen, die Not des einzelnen zu wenden. Nun aber soll die Medizin, als die Lehre von der Natur des Menschen, zum Modell auch für den gesunden und kranken Staatskörper werden.

Obwohl dem Wortlaut nach nur Heilkunst – schrieb Virchow in seiner *Medicinischen Reform* (1849) –, hat sich die wissenschaftliche Medizin immer die Aufgabe gesetzt und stellen müssen, eine einheitliche Lehre vom Menschen und seiner Welt zu entfalten. Rudolf Virchow sah daher die Heilkunde zu seiner Zeit vor einer entscheidenden Wende stehen: von der alten empirischen Heilkunst zu einer neuen anthropologischen Medizin; auf einem Wege, auf dem die Ärzte wieder Gesetzgeber und Priester würden, *die Hohenpriester der Natur in einer humanen Gesellschaft*, wie Virchow sie nannte, um dann mit Pathos zu schließen: *Aber mit der Verallgemeinerung der Bildung muß diese Priesterschaft sich wiederum in das Laienregiment auflösen und die Medizin aufhören, eine besondere Wissenschaft zu sein. Ihre letzte Aufgabe als solche ist die Konstituierung der Gesellschaft auf physiologischer Grundlage.*[183]

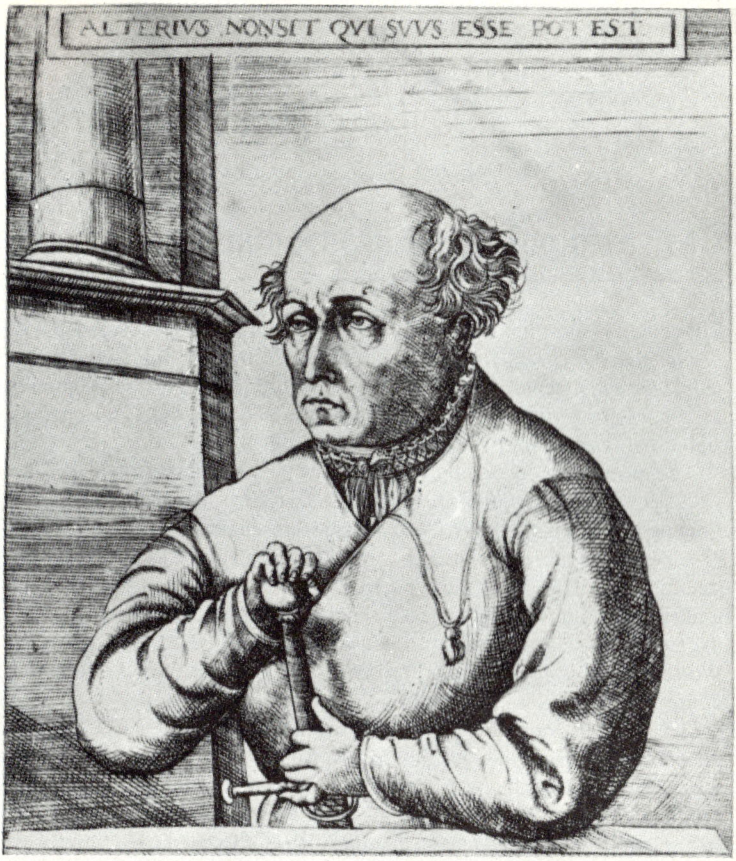

Paracelsus. Stich von Augustin Hirschvogel, 1540, Albertina Wien

Das sozialpolitische Programm

Mit seiner These von der *Einheit des Menschen* und angesichts der *Solidarität seiner Interessen* war für Virchow *die Medizin die Wissenschaft vom Menschen* geworden; nichts Menschliches sei von ihr zu trennen.[184] In der Medizin wollte Virchow denn auch folgerichtig das Ganze des sozialen Auftrags wiederfinden.

Alle notwendigen Veränderungen unseres gesellschaftlichen Seins sind für ihn Gegenstand der Sozialwissenschaft; alle Entwicklung des Lebens ist Gegenstand der Geschichtswissenschaft; der materielle Leib in seiner vorgegebenen Natur aber ist der Gegenstand aller Naturwissenschaft. Diese Trias wird nun von jeder Position aus immer wieder neu umkreist und neu akzentuiert. Ausschlaggebend für den Fortschritt wird die Erhebung der Medizin zur Naturwissenschaft im höchsten Sinne des Wortes, *als Wissenschaft vom Menschen, als Anthropologie im weitesten Sinne*[185] sein.

Dem jungen Naturforscher wurde immer klarer und selbstverständlicher, daß die Kenntnis des physischen Menschen auch die des psychischen Lebens und seiner sozialen Verhältnisse einschließt. Wenn die Medizin daher als *eine soziale Wissenschaft* bezeichnet wird, gliedert sie sich selbstverständlich auch ein in jene Anthropologie, die Virchow nicht nur als die *höchste Form menschlicher Einsicht* galt, sondern auch als die endgültige Lösung der *sozialen Frage.*[186]

Die Soziale Frage

Um die Mitte des neunzehnten Jahrhunderts bereits sah der junge Pathologe Virchow das anbrechen, was er *das soziale Zeitalter* genannt hat. Damit traf er einen Terminus, der die ganze Moderne in dramatischer Bewegung halten sollte und ohne den auch unsere Gegenwart kaum zu verstehen ist. Der Begriff «Soziale Frage» erscheint im deutschen Sprachgebiet erstmals um das Jahr 1840, ein sehr vager Begriff damals noch, der denn auch einen charakteristischen Bedeutungswandel durch-

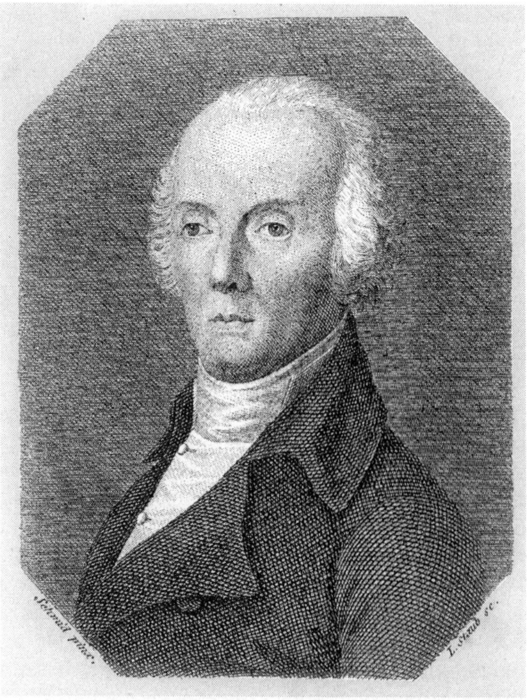

Johann Peter Frank

machen mußte, ehe er brauchbar wurde für konkretere sozialpolitische Programme. Immer aber stehen dahinter das Bewußtsein von den Fehlentwicklungen einer Gesellschaftsordnung, die Frage auch nach den Fehlsteuerungen im einzelnen und der Wunsch nach der möglichst optimalen Regulierung einer vernünftigen Sozialordnung.

In seiner berühmten Rede «Vom Volkselend als der Mutter der Krankheiten» hatte Johann Peter Frank bereits 1790 betont: «Der größte Teil der Leiden, die uns bedrücken, kommt vom Menschen selbst»[187], was am Beispiel der Bauernverelendung mit allen ärztlichen und politischen Konsequenzen ausgeführt wird und seiner ideologischen Verwurzelung nach offensichtlich auf Rousseau verweist, der den Ursprung allen Unheils und so auch der Krankheiten in den sozialen Verhältnissen der Menschen gesehen hatte.

Auch für Rudolf Virchow mußten sich – wie wir sahen – aus der Idee der Zelle als eines Zellenstaates folgerichtig die soziologischen Implikationen und Konsequenzen ergeben. Denn, so argumentiert Virchow 1849, es ist völlig unangemessen zu glauben, *daß entgegen den Wissenschaften vom Staat und der Kirche die sogenannten realen Wissenschaf-*

ten in den tiefsten Born der Erkenntnis sehen könnten, ohne die Neigung einer Anwendung ihrer Erkenntnis zu verspüren. Denken wir an das Wort von Baco, daß Wissen Können sei, und vergeben wir unserer großen und so hoffnungsvollen Wissenschaft nichts, von der schon Hippokrates gesagt hat: «Quae ad sapientiam requiruntur, in medicina insunt omnia.» [188]

Was in der Welt auch immer Bezug habe auf Wissen und Weisheit, das alles enthalte die Heilkunde. Unserer und jeder menschlichen Kultur werde sie allein die Richtung weisen. Niemals mehr werde man vergessen dürfen, daß es die Medizin sei, die alle Kenntnis von den Gesetzen habe, welche den Körper und den Geist zu bestimmen vermögen. Soweit der junge Virchow in den temperamentvollen Entwürfen seines neuen *Archivs*, die zunächst nur die Forderungen eines reinen Theoretikers zu sein scheinen.

Aber bereits im dritten Jahrgang des *Archivs für pathologische Anatomie* (1851) kann der mit Virchow befreundete Berliner Arzt und Sozialreformer Salomon Neumann (1819–1908) an einer umfassenden medizinischen Statistik seiner Stadt zeigen, in welchen konkreten Punkten der Staat in diese medizinische Gesetzgebung eingeführt werden muß und wie und wo er seiner Pflicht einer öffentlichen Gesundheitspflege nachkommen kann. Zum erstenmal werden die großen Schlagworte laut, die bis zum heutigen Tage zu hören sind: «Die medizinische Wissenschaft ist eine soziale Wissenschaft.» Ein neues Gesetz der Liebe und der Gerechtigkeit wird «die unerschütterliche Garantie unserer sozialen Zukunft» bilden. Mit prophetischem Blick in die Zukunft kann Salomon Neumann die begeistert aufgenommene und von nun an auf immer gültig scheinende Parole ausgeben, die Medizin sei «ihrem innersten Kern und Wesen nach eine soziale Wissenschaft»[189].

In seiner vielbeachteten Programmschrift «Die öffentliche Gesundheitspflege und das Eigenthum» (1847) war Salomon Neumann davon ausgegangen, daß «der größte Teil der Krankheiten nicht auf natürlichen, sondern auf gesellschaftlichen Verhältnissen beruht». Daher die bekannte Feststellung und berühmt gewordene Forderung: «Die medizinische Wissenschaft ist in ihrem innersten Kern und Wesen eine soziale Wissenschaft, und solange ihr diese Bedeutung in der Wirklichkeit nicht vindiziert sein wird, wird man auch ihre Früchte nicht genießen, sondern sich mit der Schale und dem Scheine begnügen müssen. Die soziale Natur der Heilkunst steht über allem Zweifel.»[190]

Während das ganze Mittelalter und im Übergang zur Neuzeit noch Paracelsus das Ethos des Arztes nicht im Sanieren erblickt hatten, sondern in der Barmherzigkeit, wird jetzt als das oberste Prinzip der öffentlichen Gesundheitspflege statt der Barmherzigkeit das Recht gefordert. Mehr noch: Im Namen des Rechts wird für alle medizinischen Institutionen die christliche Barmherzigkeit zurückgewiesen. «Soweit der Himmel

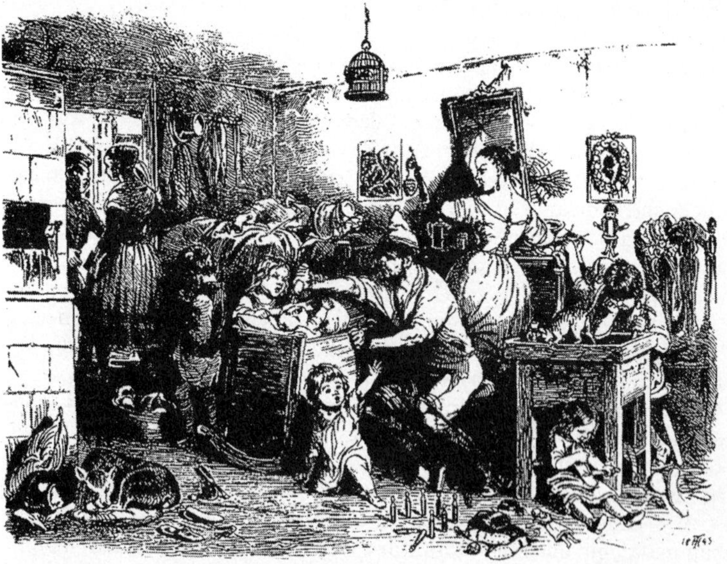

Wohnungsnot. Zeichnung von Theodor Hosemann, um 1840

von der Erde, soweit ist die Wirklichkeit unseres Rechtstaates entfernt vom Ideal eines christlichen Staates.» Statt dessen soll fortan die allgemeine Menschenliebe einen Rechtszustand erzeugen, «der die Gnade entbehrlich mache, einen Rechtszustand, der den Besitzlosen ihr einziges Eigentum, ihre Gesundheit, sichere».

Das «Recht auf Gesundheit» ist hier erstmals und eindeutig proklamiert. Die Wissenschaft wird uns fortan beweisen, daß sie nicht nur Krankheiten verhüten und heilen, sondern auch Gesundheit schaffen kann. Lebendige Boten der Wissenschaft und der Humanität sollen daher entsandt werden, um «auf das Lebensheil des Volkes heilsam und lebendig einzuwirken». Das gehört einfach mit zum missionarischen Charakter der wissenschaftlichen Medizin. «Wir würden es für keine Entweihung der Kanzeln halten, wenn auch Ärzte und Juristen von denselben das lebendige Wort des Rechts und die ewigen Gesetze der Natur verkünden dürften.»[191] Das ist der Geist, den der junge Virchow in seine Zeitschrift *Die medicinische Reform* (1848/49) gebracht hatte, eine Reform der Medizin, die eben gedacht war als die prinzipielle Reform nicht nur der Wissenschaft, sondern auch der Gesellschaft, als ein Ausweg aus der *sozialen Not*.

Studien zur «sozialen Not»

Rudolf Virchow hatte in seinem jungen Gelehrtenleben mehrfach Gelegenheit, die sozialen Nöte seiner Gegenwart persönlich und praktisch kennenzulernen. Gemeinsam mit dem Obermedizinalrat Barez war Virchow am 20. Februar 1848 im Auftrag der Regierung nach Oberschlesien gereist, hatte dort verschiedene Orte zwischen Ratibor und Gleiwitz besucht und kehrte am 10. März 1848 wieder nach Berlin zurück. Im zweiten Band seines *Archivs*[192] veröffentlichte er einen umfangreichen Bericht über den schlesischen «Hungertyphus», der damals allgemeines Aufsehen erregte.

Die Schuld an der typhösen Epidemie gibt Virchow in erster Linie den staatlichen Behörden und den kirchlichen Instanzen. Vor allem die katholische Kirche hätte das Volk *zu einer gewissen geistigen Entwicklung* bringen können, wenn sie nur gewollt hätte. *Allein es liegt in dem Interesse der Mutter Kirche, die Völker bigott, dumm und unfrei zu erhalten; Oberschlesien ist nur ein neues Beispiel in der großen Reihe der alten, unter denen Spanien, Mexiko und Irland obenan stehen.*[193]

Wohlstand und Bildung aber, sie seien nun einmal die Töchter der Arbeit und damit auch die Mütter des Wohlseins. *Wohlstand, Bildung und Freiheit bedingen sich gegenseitig, und so umgekehrt Hunger, Unwissenheit und Knechtschaft.* Daraus der Schluß: *Die Medizin, als eine soziale Wissenschaft, als die Wissenschaft vom Menschen, hat die Pflicht, solche Aufgaben zu stellen und ihre theoretische Lösung zu versuchen; der Staatsmann, der praktische Anthropologe, hat die Mittel zu ihrer Lösung zu finden.*[194]

Was Virchow 1849 im einzelnen forderte, war die Verbesserung des Ackerbaus, der Gartenkultur und der Viehzucht, ein großzügiger Straßenbau, die Einrichtung von Vorratshäusern und Fabrikanlagen zur Ausnutzung der Bodenschätze, ferner die Schaffung ausreichender Arbeitsmöglichkeiten, Prämien schließlich *zur Ermunterung des Fleißes* sowie die Gründung von Gesellschaften kleiner Besitzender.[195]

Virchow fügt seinem Oberschlesien-Bericht ein umfangreiches Kapitel *Die Sorge für die Zukunft* an. Was er zunächst von seiner Regierung fordert, ist *volle und unumschränkte Demokratie.* Es seien weniger die sanitären Maßnahmen als die sozialpolitischen Programme, die allein ein ähnliches Desaster zu verhindern in der Lage seien. *Die logische Antwort auf die Frage, wie man in Zukunft ähnlichen Zuständen, wie sie in Oberschlesien vor unseren Augen gestanden haben, vorbeugen könne, ist also sehr leicht und einfach: Bildung mit ihren Töchtern Freiheit und Wohlstand. Bedenke man wohl* – so folgert er –, *es handelt sich für uns nicht mehr um die Behandlung dieses oder jenes Typhuskranken durch Arzneimittel und Regulierung der Nahrung, Wohnung und Kleidung; nein, die Kultur von eineinhalb Millionen unserer Mitbürger, die sich auf der unter-*

sten Stufe moralischer und physischer Gesunkenheit befinden, ist unsere Aufgabe geworden.[196]

In einer solchen desolaten Situation aber gelte es, die natürlichen Gesetze der Erde wieder zur Geltung zu bringen. *Die Erde bringt viel mehr Nahrung hervor als die Menschen verbrauchen; das Interesse der Menschheit erfordert es keineswegs, daß durch eine unsinnige Aufhäufung von Kapital und Grundbesitz in den Händen einzelner die Produktion in Kanäle abgeleitet wird, welche den Gewinn immer wieder in dieselben Hände zurückfließen lassen.*[197] Die Regierung habe daher die Verpflichtung, *vernünftige Einrichtungen einzuleiten, welche den Verkehr erleichtern, durch Vermehrung der Zirkulation des Geldes das Einkommen des einzelnen steigern und dem Arbeiter nicht bloß Existenz, sondern auch die Möglichkeit, durch Arbeit seine Existenz selbst zu begründen, verbürgen*[198]. Auf diese Weise könne man daran denken, *einen Zustand anzubahnen, wo die Menschen nicht bloß arbeiten, um sich Nahrung, Kleidung und Wohnung zu verschaffen, sondern wo die Arbeit ihnen zugleich als eine nützliche Muskelanstrengung dient, von der sie sich nur abwenden, um die andere Hälfte des Tages auf die Bildung des Geistes zu verwenden*[199].

Seine *Sorge für die Zukunft* schließt mit einem leidenschaftlichen sozialpolitischen Appell, der in der Feststellung gipfelt: *Unser Jahrhundert beginnt das soziale Zeitalter, und der Gegenstand seiner Tätigkeit kann kein anderer sein, als das Maschinenmäßige der menschlichen Beschäftigung, dasjenige, was die Menschen am meisten an den Boden, an das Grobstoffliche fesselt und von der feineren Bewegung der Materie abzieht, auf das geringste mögliche Maß zurückzuführen. Der Mensch soll nur soviel arbeiten, als notwendig ist, um dem Boden, dem groben Stoff soviel abzuringen, als zur behaglichen Existenz des ganzen Geschlechts notwendig ist, aber er soll nicht seine besten Kräfte verschleudern, um Kapital zu machen.*[200]

Manche Deklarationen erinnern an das «Manifest der kommunistischen Partei», das fast zur gleichen Zeit von Karl Marx und Friedrich Engels publiziert wurde, worin zu einem Kampf aufgerufen wurde, der «mit einer revolutionären Umgestaltung der ganzen Gesellschaft»[201] enden sollte. Auch Virchow spricht von der Verelendung des Proletariats durch die Maschinen und deren verheerende Wirkungen auf die Arbeitskultur. *Soll aber das* – fragt Virchow – *der Sinn der Maschinen in der Kulturgeschichte der Völker sein? Sollen die Triumphe des menschlichen Genies zu weiter nichts dienen, als das Menschengeschlecht elend zu machen?* Kapital und Arbeitskraft sollten daher gleichberechtigt sein, *und es darf nicht mehr die lebendige Kraft dem toten Kapital unterwürfig sein.*[202]

Gleichwohl distanziert Virchow sich in einem Schreiben an den Vater vom 23. Mai 1849 sehr energisch vom Kommunismus. *Den Kommunismus als solchen halte ich, wie ich Dir schon früher sagte, für Wahnsinn,*

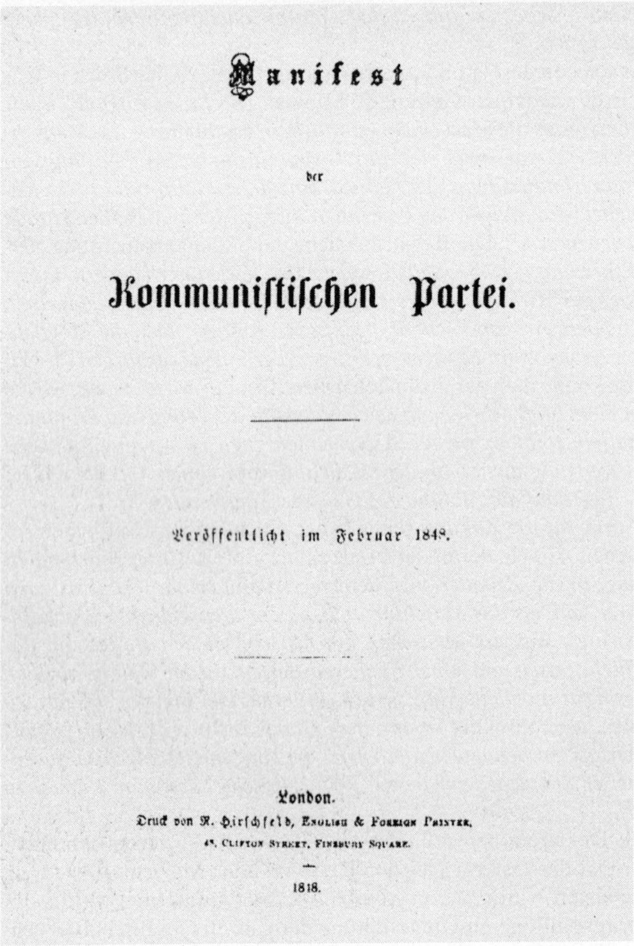

Manifest

der

Kommunistischen Partei.

Veröffentlicht im Februar 1848.

London.

Druck von R. Hirschfeld, English & Foreign Printer,

48, Clifton Street, Finsbury Square.

1818.

Das Kommunistische Manifest von Marx und Engels, veröffentlicht im selben Jahr wie Virchows Oberschlesien-Bericht

wenn man nämlich ihn direkt herstellen wollte. Den Sozialismus dagegen erkenne ich als das einzige Ziel unserer Bestrebungen, und zwar als *das Bemühen, die Gesellschaft zu vernünftigen Grundlagen zu führen*[203]. Vernünftige Grundlagen für die Gesellschaft zu finden war das Ziel auch seiner zweiten Studie zur sozialen Not.

Die Not im Spessart

Im Februar 1852 reiste Rudolf Virchow mit den Regierungsräten Schmidt und Koch im Auftrag des Ministeriums des Inneren von Würzburg aus in den Spessart, um die durch eine Hungersnot bedrohten Gebiete zu visitieren und über den Gesundheitszustand der Bewohner zu berichten. Im gleichen Jahr noch legte er der Regierung sein Memorandum über *Die Noth im Spessart* vor. Verantwortlich für die verschiedensten Erkrankungen machte Virchow auch hier einen *Hungerzustand (status famelicus)*, der zu Erschöpfung und *Resistenzlosigkeit* führe und so als Prädisposition der Krankheiten gewertet werden könne.

In seinem Bericht wirft er abermals die Frage auf, ob die sonst so mächtige und einflußreiche *katholische Hierarchie* nicht hätte imstande sein sollen, *die Völker durch Unterricht zu Bildung, Wohlstand und Sittlichkeit zu bringen*. Staat wie Kirche hätten es durchaus in der Hand, einen wirklichen *Standpunkt der Kultur* zu vermitteln. *Das ist eine Meinung, welche die Geschichte wie die unmittelbare Anschauung gewährleistet, eine Meinung, welche ohne Eifer und Zorn, ohne Parteirücksicht und ohne Parteifurcht gewonnen ist und ausgesprochen werden darf.*[204]

Was Virchow bei seiner sozialen Analyse zunächst recht anschaulich vor Augen trat, das waren die konkreten Lebensbedürfnisse und Alltagsbedingungen der Bevölkerung, die er möglichst genau zu studieren gedachte: *in ihrem gewöhnlichen und in ihrem feierlichen Tun und Treiben, inmitten ihrer Familien und ihrer Leiden*. Er wollte die so alltägliche, aber überaus wichtige Szenerie des Lebens in ihrem sozialen Umbruch beobachten und begreifen – und dies ganz im Sinne der älteren, der klassischen Heilkunde, auf die Virchow sich eigens beruft: *Schon Hippokrates hat den Weg begonnen, auf dem die menschliche Erkenntnis zu einer allmählichen Anschauung auch über diese Erscheinung gelangen kann. Indem er die gesamten Lebensbedingungen des einzelnen Menschen sowie der Völker studierte, indem er der Luft, dem Wasser, dem Boden, der Lebensweise Rechnung trug, hat schon er den Standpunkt angebahnt, auf dem wir gegenwärtig stehen.*[205]

Virchows Bericht über *Die Noth im Spessart* schließt: *Bildung, Wohlstand und Freiheit sind die einzigen Garantien für die dauerhafte Gesundheit eines Volkes.*[206] Noch aber sei die Menschheit nicht auf dem Punkt der Kulturgeschichte angelangt, *wo das naturwissenschaftliche Gesetz allein ihre Handlungen bestimmt*, weshalb als Aufgabe bleibe: *das heranwachsende Geschlecht möglichst schnell für die Segnungen der Kultur fähig zu machen*. Eine solche Forderung aber könne nur auf politischem Wege in die Wirklichkeit umgesetzt werden. *Eine vernünftige Staatsverfassung muß das Recht des Einzelnen auf eine gesundheitsgemäße Existenz unzweifelhaft feststellen* (s. S. 87).

Damit ist sehr deutlich zum Ausdruck gekommen, was Rudolf Virchow als die *soziale Frage* für die Medizin zunächst nur umschrieben hatte und womit er sein *soziales Zeitalter* (1848) anbrechen sah. Die medizinische Aufklärung des achtzehnten Jahrhunderts bereits versuchte dem Arzt einen höheren Auftrag innerhalb der Gesellschaft zu geben; die naturwissenschaftliche Medizin motiviert nunmehr eine geradezu universelle Mission, in der die Medizin zur Führerin der Menschheit werden soll.

Der politisch-soziale Fortschritt

Die Soziale Frage drängt unter dem Aspekt einer die Not wenden wollenden Heilkunde auf Veränderung, auf Besserung, auf Entwicklung – ist doch die Medizin als Naturwissenschaft mit ihrem sozialwissenschaftlichen Impetus in letzter Konsequenz eine Entwicklungswissenschaft. Der *genetische Prozeß der modernen Wissenschaft* aber – und damit auch die Medizin in Entwicklung – ist für Virchow nicht zu dokumentieren ohne Kenntnis der historischen Methoden und Materialien. Virchow selbst war – was nicht vergessen werden sollte – ein ausgezeichneter Historiker, und sein *Archiv* brachte im neunzehnten Jahrhundert nicht weniger als 72 medizinhistorische Arbeiten.

Geschichte der Medizin war für Virchow im Grunde genommen *ein integrierender Bestandteil der Kulturgeschichte überhaupt*; sie könne daher *nur im Zusammenhange mit der allgemeinen Geschichte der Menschheit verstanden werden.*[207] Je älter und erfahrener der Arzt werde, um so mehr wachse auch *sein Bedürfnis nach historischer Belehrung*. Oder an anderer Stelle: *Die Medizin bedarf einer historischen Kenntnis mehr als jede andere Wissenschaft.*[208] Bei aller Überwindung der Philosophie und aller Reserve gegenüber den Geisteswissenschaften hat Virchow doch nie auf die Geschichte verzichten wollen. *Im Gegenteil* – so schreibt er noch 1877 –, *wir waren überzeugt, daß nur historisches Wissen wahres Wissen ist.* Und im gleichen Zusammenhang glaubt er bekennen zu müssen: *Wir hatten Respekt vor der Logik überhaupt* und: *Wir waren nicht blind gegen die Vorzüge der Dialektik*, und schließlich: *Wir haben unsere Methode nicht ohne Philosophie gefunden.*[209]

Mit dem historischen Auszug der Israeliten aus Ägypten und dem Aufbruch ins Gelobte Land hatte Virchow bereits die Wende zwischen 1850 und 1870 verglichen, wo mit dem Einbau naturwissenschaftlicher Methoden in die alte Heilkunst geradezu eine *Revolution in der Medizin* stattgefunden habe. Dies alles aber war nicht etwa die Vision eines einzelnen oder einer rebellischen Generation – Jahr für Jahr vielmehr und über das ganze vergangene Jahrhundert hinweg hat die Versammlung der Gesellschaft Deutscher Naturforscher und Ärzte diese Mission einer Hygienischen Kultur gepredigt bis zur «Zeit der Erfüllung». Sie hat sich

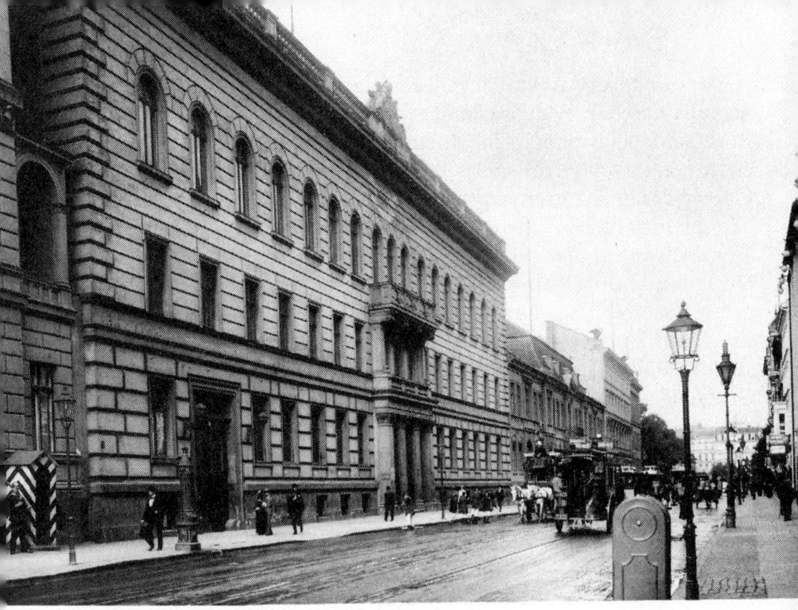

Das Gebäude des alten Reichstags in Berlin (1896/97 abgerissen). Virchow gehörte dem Parlament von 1880 bis 1893 an

verstanden – wie das der sonst so trockene Heidelberger Anatom Friedrich Tiedemann bereits im Jahre 1829 auf dem Kongreß der Naturforscher in Heidelberg ausdrücken konnte – als «das Konzil für die kommende Welt»[210].

Die Prinzipien dieses sozialpolitischen Programms konzentrieren sich auf drei Bereiche: 1. Das oberste Prinzip lautet: Die Gesundheit des Menschen ist keine Privatangelegenheit, sondern eine Sache von hohem sozialem Rang. Die alte, gewerbsmäßig ausgeübte Privatmedizin muß daher übergeführt werden in eine allgemeine «öffentliche Gesundheitspflege». 2. Als weiteres Indiz der neuen Medizin haben die sozialen und wirtschaftlichen Erscheinungen zu gelten, die sich naturnotwendig auswirken auf die Gesundheit wie die Krankheiten der Staatsbürger. Krankheit und Gesundheit sind nun einmal umspannt vom Netz des sozialen Lebens, und es ist in erster Linie die Medizin, die in diesem Netzwerk zu ihrer eigentlichen Wirkung kommt. Der ärztliche Auftrag als solcher hat daher bereits politischen Charakter. 3. Als letztes Prinzip tritt ein ganz praktisches Programm vor unsere Augen: Wenn nämlich die soziale Medizin die Aufgabe hat, nicht nur Krankheiten zu bekämpfen, sondern auch die Gesundheit zu bilden, dann muß der Staat die hierfür erforderlichen sozialen Maßnahmen erkennen und ergreifen.

Der zur geistigen Aufklärung gesteigerte Prozeß der Säkularisierung abendländischer Weltanschauung erhält mit diesem sozialpolitischen Programm noch einmal eine dramatische Wendung. Für den jungen Virchow bereits war es völlig klar, daß die theologischen Fakultäten von den Universitäten abzutrennen seien, daß man auf konfessionelle Krankenhäuser verzichten müsse und daß auch die Erziehung des Geistes und des Gewissens nach und nach in die Hände des Staates übergehen würden. Diese Forderungen sind im einzelnen sehr systematisch auf den Kundgebungen und Versammlungen der Gesellschaft Deutscher Naturforscher und Ärzte erhoben worden, aber sie ließen sich bereits auch in allen Manifestationen der *Medicinischen Reform* erkennen; sie tragen im Grunde das gesamte sozialpolitische Lebenswerk Virchows.

Der soziale Impetus dieser neuen Medizinischen Aufklärung ist seit der Mitte des vorigen Jahrhunderts nicht mehr zur Ruhe gekommen. Auf der Frankfurter Naturforscherversammlung (1867) konnte Virchow die Naturforscher – als die *Priester der Wissenschaft* – aufrufen, als die treuen *Arbeiter der Natur* beharrlich weiterzuwirken an diesem großen Werk der natürlichen Offenbarung. Vor den Naturforschern in Wiesbaden hatte 1852 bereits Goethes Freund Nees von Esenbeck seine Vision der Zukunft proklamiert, als er bekannte: «Auf diesem Boden wird, wenn er einmal urbar geworden, die positive Befreiung des Menschen von der Übergewalt der Natur eintreten, das gesunde Volksleben weiter wachsen und die Medizin des neuen Zeitalters von der Philosophie wieder als Priesterin in den Tempel zurückgeführt werden, der ihre wahre Heimat ist.»[211]

Die Wissenschaft allein wird es in Zukunft sein, welche die Menschheit auf eine immer höhere Kulturstufe führt. Als Werner von Siemens auf der Berliner Versammlung der Gesellschaft Deutscher Naturforscher und Ärzte (1886) sein Jahrhundert als «Das naturwissenschaftliche Zeitalter» proklamierte, konnte er bereits die Wissenschaft als das Nervennetz im Organismus menschlicher Kultur bezeichnen. Das Programm dieser Wissenschaft erscheint bei Siemens in acht Punkten: 1. Die menschliche Arbeit wird leichter werden und letztlich nur noch eine intellektuelle sein. 2. Statt körperlichen Einsatz zu leisten, leiten wir lediglich «die Arbeit der eisernen Arbeiter». 3. Mit eingesparter Arbeitszeit steigt die Effizienz der Arbeit, wobei das Leben des Menschen sich immer genußreicher gestalten wird. 4. Mit steigenden Ernährungsmöglichkeiten wird auch die Zahl der Menschen anwachsen; ihre Zahl wird völlig unabhängig sein von der natürlichen Ertragsfähigkeit, wenn erst die «Chemie im Bunde mit der Elektrotechnik» die Nahrungsmittel künstlich herstellt. 5. Der Mensch wird den Überschuß an Zeit zu seiner geistigen Ausbildung verwenden und seine Lebensgenüsse stetig steigern. 6. Die medizinische und hygienische Basis des Volkes wird zur «gesünderen

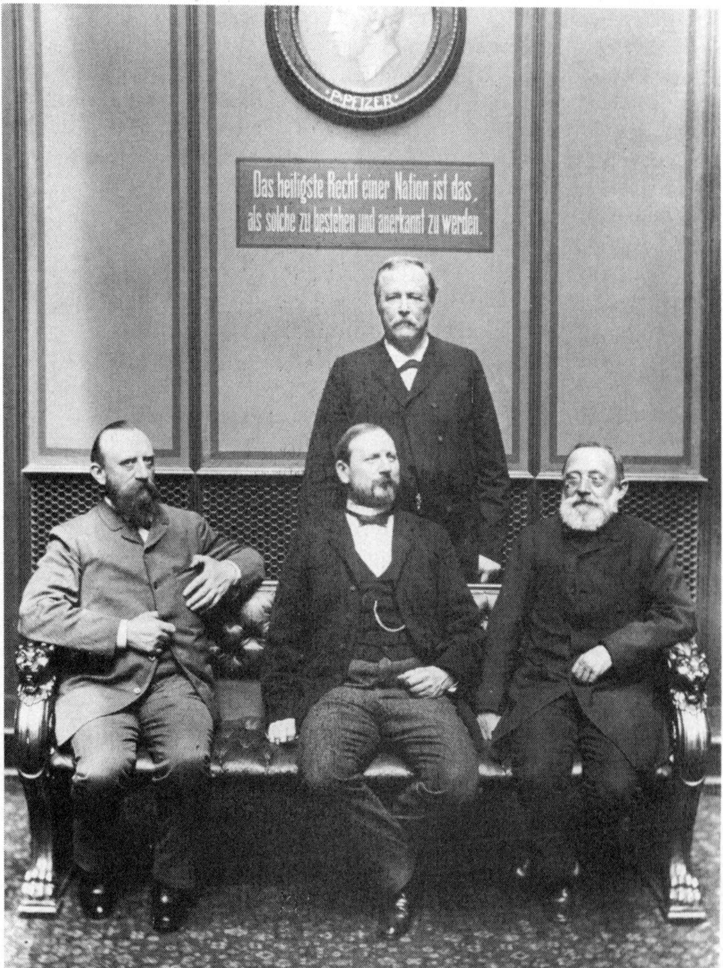
PFIZER
Das heiligste Recht einer Nation ist das,
als solche zu bestehen und anerkannt zu werden.

Virchow mit anderen Abgeordneten der Deutschen Fortschrittspartei im Reichstag, 1889: Otto Hermes, Karl Schrader und Max von Forckenbeck (von links nach rechts)

Entwicklung der künftigen Menschengeschlechter an Körper und Geist führen». 7. Die mechanischen Erzeugnisse tragen Kunst und Wissenschaft bis in die kleinste Hütte, um auch dort das Leben zu verschönern und die Gesittung zu heben. 8. Das «Licht des Zeitalters der Naturwissenschaften» wird unerbittlich jede Form von Aberglauben und Fanatismus tilgen. Und so können wir den «Aufbau des Zeitalters der Naturwissenschaften» ruhig weitertreiben, «in der sicheren Zuversicht, daß es die Menschheit moralischen und materiellen Zuständen zuführen werde, die besser sind als sie je waren und heute noch sind».[212]

Wollen wir das Lebenswerk Virchows in seinem Kern begreifen und würdigen, dann haben wir das sozialpolitische Programm sehr ernst zu nehmen – auch zu einer Zeit, wo uns der Glaube an den technischen Fortschritt verlorengegangen ist, die Wissenschaft ihre Unschuld verloren hat und all die Blütenträume der Reformer nicht zur Reife kamen.

Die *Entwicklung unserer schönen Wissenschaft* sollte im Sinne Virchows einmal den höchsten Inbegriff menschlicher Erkenntnis darstellen. Dabei dürfe diese schöne Wissenschaft, diese Medizin im Großen, nie vergessen, daß ein *Prinzip der Perfektibilität* bereits in der Welt sei, eine Matrix, die wir nur noch zur Entfaltung bringen müssen.[213]

Es war für den Sozialkritiker und Medizinalreformer Virchow selbstverständlich, daß von dieser Warte aus auch die Pädagogik und die Politik, daß alle Sozial- und Geisteswissenschaften Unterabteilungen der Medizin werden sollten. Eine Heilkunde aber – als *die höchste Form menschlicher Einsicht*, als *die Mutter der Sozialwissenschaften* – könne kein anderes Ziel mehr haben als den Humanismus. Damit aber müsse sie immer strenger *die Methode der Nation* werden, die *humane naturwissenschaftliche Politik*, die allein den Menschen auf einen menschenwürdigen *kosmopolitischen Standpunkt* führe.[214] Stufe baut sich auf Stufe, ein Glied greift in das andere, und der Ring schließt sich. Mit seinem reifenden Lebenswerk erkennt der Naturforscher Virchow, daß sein medizinisches Glaubensbekenntnis aufgeht in sein soziales und politisches und das politische in sein religiöses, und so zögert er schließlich nicht zu bekennen: für seine Zeit sei die Wissenschaft Religion geworden.

Auf der Naturforscherversammlung

Wollen wir das sozialpolitische Programm Rudolf Virchows in seinen letzten Motiven und Tendenzen begreifen, so kommen wir nicht an den Wanderversammlungen der Gesellschaft Deutscher Naturforscher und Ärzte vorbei, die für Virchow eine *Tribüne* in der Öffentlichkeit darstellten, ein Forum, auf dem er das zum Ausdruck brachte, was ihn von seinen frühen Ansätzen zu einer *Medizinischen Reform* bis zu seinem letzten utopischen Ziel, der Politik als einer *Medizin im Großen*, zeitlebens zutiefst bewegt hat.

Die Versammlungen Deutscher Naturforscher und Ärzte

Im Jahre 1822 war in Leipzig von einer Handvoll deutscher Gelehrter eine «Gesellschaft Deutscher Naturforscher und Ärzte» gegründet worden. Sie hat Jahr für Jahr – von zeitbedingten Ausnahmen abgesehen – ihre Wanderversammlungen im deutschen Sprachgebiet abgehalten und ihre Beiträge sorgfältig in Tageblättern, Verhandlungen und Jahresberichten dokumentiert. In diesen Beiträgen haben wir ein kulturhistorisches Dokument ersten Ranges vor uns, eine Quelle, die nicht nur für die Wissenschaftsgeschichte, sondern auch für die Sozialgeschichte und nicht zuletzt die politische Geschichte von hoher Bedeutung ist.

Ein zentrales Motiv für die Gründung war den Gelehrten zunächst der nationale Einheitsgedanke, der aus der Naturforscherversammlung das «Nationale Institut» mit seinem immer deutlicher werdenden politischen Anspruch machte. Eng damit verbunden war der naturwissenschaftliche Fortschrittsglaube, der auf der Woge der Evolutionsideologie mächtig vorangetrieben wurde. Daraus resultierte nicht zuletzt der oftmals geradezu missionarische Charakter dieser Wissenschaft, der von der exakten Naturforschung ausgehend weite Bereiche des kulturellen und öffentlichen Lebens okkupierte und schließlich zum Religionsersatz wurde. Nicht übersehen werden kann dabei der durchgehend familiäre Charak-

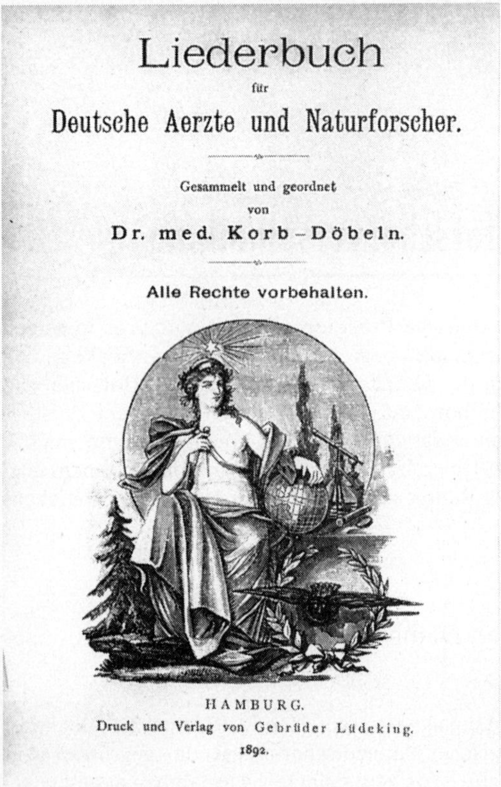

Liederbuch

für

Deutsche Aerzte und Naturforscher.

Gesammelt und geordnet

von

Dr. med. Korb-Döbeln.

Alle Rechte vorbehalten.

HAMBURG.

Druck und Verlag von Gebrüder Lüdeking.

1892.

ter der Gesellschaft, nur zu oft verquickt mit einem biedermeierlichen Spießbürgertum, wie es sich äußerte in Empfängen und Vergnügungen, Besichtigungen und Festschriften, und wie es nicht zuletzt seinen Ausdruck fand in einem besonderen «Liederbuch für Deutsche Aerzte und Naturforscher» mit einem unverwechselbaren Fluidum von Turnvereinen und zeitgenössischen Sangeszirkeln.[215]

Im Titelblatt des «Liederbuches» aber erscheint jene altägyptische Göttin Isis, die schon den Titel für die Zeitschrift «Isis» hergeben mußte, in welcher an bevorzugter Stelle über die ersten Versammlungen berichtet wurde. Die Göttin Isis hat nicht von ungefähr die Naturforscher zu ihren Priestern erkoren. Die Ärzte und Naturforscher sind – ich entnehme die Metaphern den amtlichen Berichten der Gesellschaft – die Himmelsboten höchster Offenbarung; den geweihten Blicken der Naturforscher erschließt die weise Göttin ihr Wesen. Als Priester steigen sie kühn in die Tiefen des Universums und bauen nach den ewigen Gesetzen der Schöpfung unermüdlich am heiligen Tempel der Natur. Geweiht im Isis-Dienst priesterlicher Geheimnisse, baut Hygieias Priesterschar den Babylonischen Turm und eröffnet den Tempel der Wissenschaft. Im Feldzug der Humanität gegen Tod und Teufel finden die Ärzte als Priester der Natur ihre letzte Mission: das Heil nämlich auf Erden selber zu suchen. Als Apostel des Friedens predigen sie das Heil der Völker, als die Hohenpriester der Natur walten sie ihres hehren Amtes, alle Not zu wenden und alles zu heilen.

Die Naturforscherversammlungen aber waren für Virchow nicht nur bewährte *Festtage des Volkes*[216], sondern auch ein beachtliches Forum für seine sozialpolitischen Proklamationen. Neben kleineren Beiträgen und unermüdlichen Diskussionsbemerkungen hat Virchow sechzehn große Vorträge auf den allgemeinen Sitzungen gehalten. Er wurde mit den Jahren nicht nur zum aktivsten Mitglied dieser Versammlung; er machte sie auf die Dauer zu seiner eigenen Sache und prägte ihr den Stempel einer absoluten Autorität auf. Hören wir einige Beispiele!

Die Tribüne wissenschaftlicher Proklamationen

Mehr als ein halbes Jahrhundert lang – von der Tagung in Aachen 1847 bis zur Hamburger Jahrestagung 1901 – ist Virchow auf der Naturforscherversammlung aufgetreten und hat diesem gelehrten Gremium das Gepräge gegeben. Zwei Jahre nach dem Erscheinen seiner *Cellularpathologie* bereits hatte Virchow auf der 35. Versammlung der Gesellschaft Deutscher Naturforscher und Ärzte (1860) in Königsberg *über den Fortschritt in der Entwicklung der Humanitäts-Anstalten* gesprochen. Er war dabei von der Dynamik jener stürmisch fortschreitenden Wissenschaften ausgegangen, die sehr systematisch zu einer Erkenntnis der Wahrheit wie auch der Freiheit des Denkens hinführen würden. *In der Tat kann man schon jetzt sagen, daß alle einzelnen Zweige der Wissenschaft sich immer mehr dem gemeinschaftlichen Ziel näherten, dem Humanismus zu dienen und in die Rolle einzutreten, welche in früheren Zeiten den transzendenten Strebungen der verschiedenen Kirchen zugefallen war.* Nirgendwo zeige sich dies deutlicher als in der Entwicklung der Krankenanstalten, die wiederum aufs engste verknüpft seien mit den sozialen Störungen und den politischen Sanierungsmaßnahmen. Gerade auf diesen Gebieten seien die Zielpunkte zu sehen, *in deren Erringung der Humanismus unserer Zeit höhere Triumphe feiern* könne, als sie jemals dem *klerikalen Streben* zuteil geworden seien.[217]

Im Jahre 1867 in Frankfurt forderte Virchow mit großer Entschiedenheit, daß Physik und Chemie als die *beiden wichtigsten Grundlagen nicht*

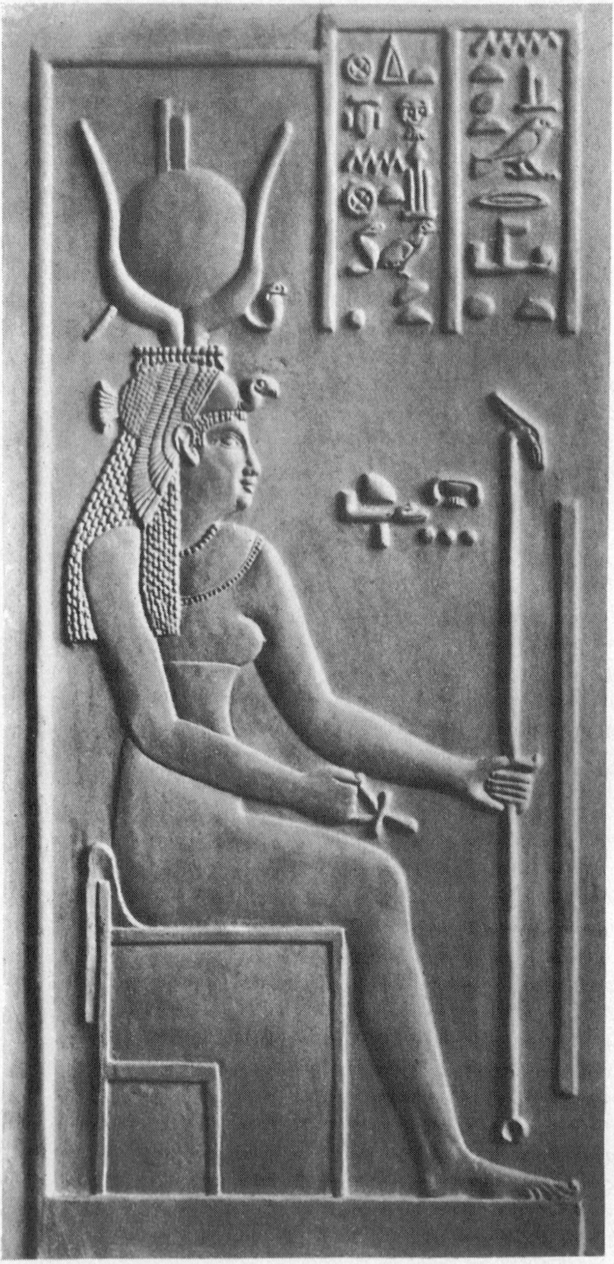

bloß der Medizin, sondern überhaupt aller menschlichen Anschauung, alles menschlichen Denkens, die Grundlage alles vernünftigen menschlichen Wissens, in die Universitäten und Schulen Einzug halten sollten. Nur hier lerne man, die Dinge so zu betrachten, *wie sie sind, an ihnen das zu sehen, was wirklich an ihnen zu sehen ist.* Physik und Chemie werden zur Optik der neuen Weltanschauung. *Alles systematische, alles bloß dogmatische Wesen haben wir abgestreift*, den alten *Plunder* galenischer Scholastik *über den Haufen geworfen.*[218] Hier äußert sich besonders dezidiert, was Nietzsche später als den «Abbruch der Tradition» bezeichnen sollte und worin er das charakteristische Merkmal seines Jahrhunderts sah.

Auf der 42. Versammlung in Dresden (1868) hielt Virchow ein vieldiskutiertes Referat *Über den naturwissenschaftlichen Unterricht.* Nach der erfolgreichen Beseitigung der politischen Schwierigkeiten in Deutschland sei nunmehr der Zeitpunkt gekommen, die Frage des naturwissenschaftlichen Unterrichts auf den höheren Schulen systematisch in Angriff zu nehmen. Die Naturwissenschaft vermittle, abgesehen von ihrem praktischen Nutzen, *alle Vorteile für die Pädagogik, indem sie gerade eine ausgezeichnete Grundlage für die Erziehung bildet.* Auch *in sittlicher Beziehung* könnten sich *die Naturwissenschaften als Erziehungsmittel* durchaus neben die Religionen des Heiden- und Christentums stellen.[219]

Auf dem Boden einer neuen, einer wirklich wissenschaftlichen Medizin ließen sich nun auch die neuen Sanierungsmaßnahmen realisieren. Es müsse endlich – so Virchow 1869 in Innsbruck – dahin kommen, *daß die öffentliche Gesundheitspflege, die Aufsicht auf die Gesundheit des Volkes überhaupt eine der höheren Sorgen unserer Staatsmänner wird als die Frage, mit wem man sich zuerst schlagen und wen man zuerst töten soll.* Die Ärzte und Naturforscher sollten ihre Aufgabe in erster Linie darin sehen, *die Staatsmänner zu durchdringen mit der Kenntnis, wie das Volk gesund, wie das Volk glücklich gemacht werden kann.*[220]

In Rostock 1871 – nach einjähriger Unterbrechung der Versammlungen durch den Deutsch-Französischen Krieg – sprach Virchow über die *Aufgaben der Naturwissenschaften in dem neuen nationalen Leben Deutschlands.* Sein Referat endete mit einem eigenwilligen Bekenntnis zum neugegründeten Deutschen Reich: *Wenn es gelingt, unsere Methode* – die der Naturwissenschaften – *zu der Methode der ganzen Nation zu machen, sie nicht bloß in immer größerer Ausdehnung den materiellen Arbeitsleistungen zugrundezulegen, sondern sie auch allmählich zu erheben zu der eigentlichen Maxime des Denkens, des sittlichen Handelns, so wird die wahre Einheit der Nation gewonnen sein.*[221]

Die ägyptische Göttin Isis. Dieses Foto eines Reliefs an einer Tempelwand in Dendera brachte Virchow von einer Ägypten-Reise mit

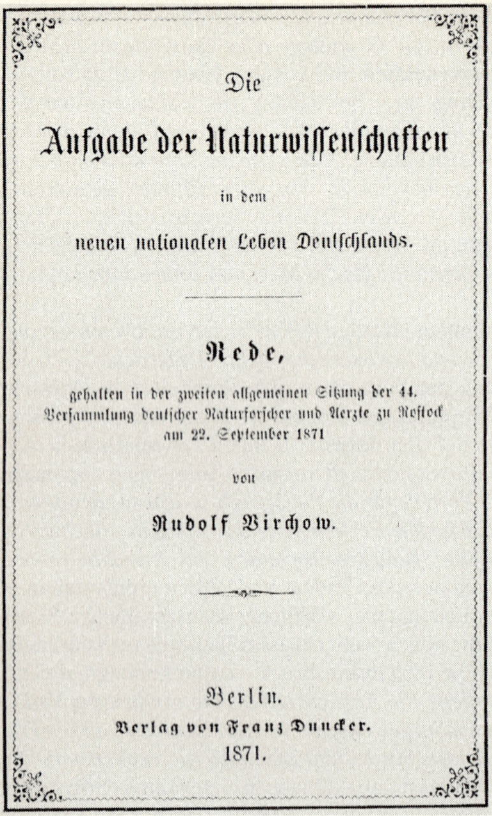

Die

Aufgabe der Naturwissenschaften

in dem

neuen nationalen Leben Deutschlands.

Rede,

gehalten in der zweiten allgemeinen Sitzung der 44.
Versammlung deutscher Naturforscher und Aerzte zu Rostock
am 22. September 1871

von

Rudolf Virchow.

Berlin.
Verlag von Franz Duncker.
1871.

Im Streit um den Darwinismus

Im Streit um den Darwinismus, eine der großen weltanschaulichen Auseinandersetzungen seiner Epoche, hat Virchow wiederholt – und sehr dezidiert auf den Naturforscherversammlungen – Stellung bezogen. Der Begriff «Darwinismus» im engeren Sinne stützt sich auf zwei fundamentale Arbeiten von Charles Darwin, auf das Werk «Über die Entstehung der Arten» (1859) und das Buch über «Die Abstammung des Menschen und die geschlechtliche Zuchtwahl» (1871). Mit Darwin erreichte das Jahrhundert der «Evolution» – als der Entwicklungsgeschichte der Arten – einen Höhepunkt.

Die Biologie schien nunmehr in der Lage, die jahrtausendealten metaphysischen Kosmologien durch ein bio-ökonomisches System der Weltstruktur abzulösen und die traditionelle Geschichtsphilosophie durch eine Naturlehre der Gesellschaft zu ersetzen. Natur und Geist verschmolzen in einem elementaren Prozeß, der sich naturgesetzlich immer weiter – und immer höher – entwickelte.[222] Auf der Naturforscherversammlung in München (1877) erblickte Virchows Schüler Ernst Haeckel in der Evolution bereits «die Basis für eine einheitliche Lebensanschauung», die es fortan ermöglichen werde, «die menschliche Existenz auf allgemeinen humanistischen Grundsätzen aufzubauen».[223]

Auf der gleichen Versammlung hielt aber auch Rudolf Virchow eine vielbeachtete Rede über *Die Freiheit der Wissenschaften im modernen Staatsleben*. Abermals beharrte er auf der Grenzziehung zwischen dem *spekulativen* Gebiete der alten Naturforschung und dem *tatsächlichen* Gebiete der exakten Naturwissenschaft. Ausführlich ging er auf die damals vieldiskutierte Deszendenztheorie ein, die von Ernst Haeckel eher pathetisch propagiert worden war und die Virchow für eine *vorzeitige Synthese* hielt. Virchow warnte davor, *unsere bloß theoretischen und spekulativen Gebäude so in den Vordergrund zu spielen, daß wir von da aus die ganze übrige Weltanschauung konstruieren wollen*. Man dürfe einfach nicht aus einer bloßen Formel *eine zusammenhängende Weltanschauung* machen.

Jeder Naturforscher gerate in die größten Schwierigkeiten, wenn er voreilig in den politischen oder kirchlichen Raum eindringe. Der Versuch der Darwinisten, das Dogma der Kirche *durch eine Deszendenzreligion zu ersetzen*, sei von vornherein zum Scheitern verurteilt.[224]

Man hat später angesichts der Ausdehnung des Evolutionsgedankens auf die sozialen Verhältnisse in einer nicht besonders glücklichen Formulierung vom «Sozialdarwinismus» gesprochen (ein recht ungenauer, erst seit 1906 verwendeter Begriff), zumal die Wahlverwandtschaft zwischen Darwinismus und Sozialismus immer offenkundiger schien. Daß der Sozialismus bereits mit der Deszendenzlehre *Fühlung genommen* habe, versuchte auch Virchow auf der Naturforscherversammlung in München seinen Hörern klarzumachen, und er hielt diese Tendenz für eine *ungemein bedenkliche* Sache.

Distanz und Kritik hielten Virchow jedoch keineswegs davon ab, Darwins Werk über den Ursprung der Arten ein *welterschütterndes Buch* zu nennen. Uralte Gedanken und Fragen nach der Deszendenz des Menschengeschlechts stünden dahinter, aber erstmals Darwin *erörterte diese Frage nicht im Sinne der Naturphilosophie, sondern im Sinne der Naturforschung; er diskutierte nicht die allgemeinen Möglichkeiten, sondern die einzelnen praktischen Fälle, er suchte nicht besondere organische Kräfte, sondern er forschte der mechanischen Wirkung der natürlichen Ursachen nach.*[225]

Virchow wollte als *Freund und nicht als Gegner* der Deszendenztheorie angesehen werden, wie er auch *zu allen Zeiten dem unsterblichen*

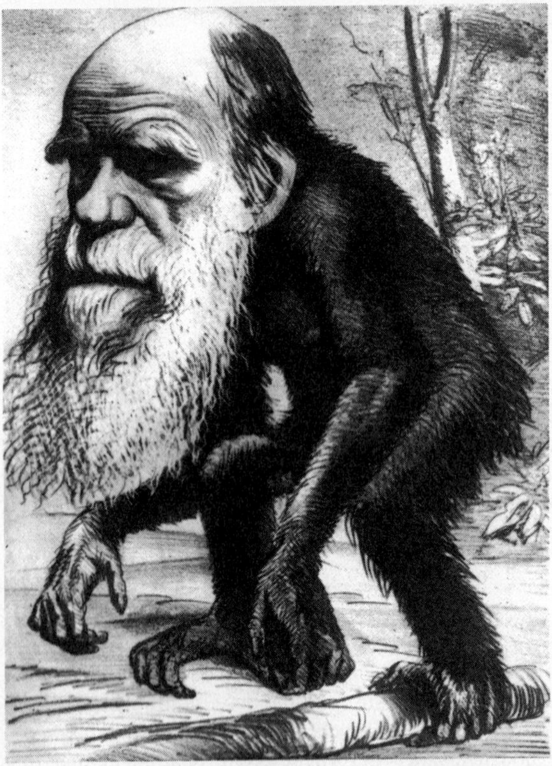

Darwin-Karikatur, 1871

Darwin freundlich und nicht feindlich entgegengetreten sei.[226] Alles in allem hielt Virchow die Deszendenzlehre für eine fruchtbare Hypothese, die durch die Forschungsergebnisse der modernen Zoologie und Pathologie gestützt werde. Daher sein Urteil: *Der Darwinismus hat sich als ein höchst befruchtender Gedanke erwiesen, und er wird sicher noch lange Zeit wie ein energisches Ferment fortwirken.*[227]

Versuch einer Beurteilung

«So war Rudolf Virchows Leben vom frühen Mannesalter an mit den deutschen Naturforscherversammlungen in engem Zusammenhang geblieben. Fast bis zu ihrem Erlöschen hat die Flamme seines Geistes ihren Schein auf die Zusammenkünfte der Naturforscher und Ärzte geworfen.

Ihr Nachleuchten ist noch Jahrzehnte nach seinem Tode zu spüren, wird niemals ganz erlöschen.» Mit dieser Würdigung versuchte Karl Sudhoff, der Begründer der modernen medizinhistorischen Forschung und Lehre, der Rolle Virchows auf den Naturforscherversammlungen gerecht zu werden.[228]

Was uns freilich bei der Betrachtung dieser Kundgebungen immer wieder in Erstaunen setzt und oftmals geradezu bestürzt, ist das fluktuierende Wechselspiel von Medizin und Politik. In der Tat hat Virchow bis ins hohe Alter nicht nachgelassen, seine wissenschaftlichen Erkenntnisse mit politischen Bekenntnissen zu verknüpfen. Noch im Jahre 1889, auf der 62. Versammlung in Heidelberg, will Virchow die gelehrte Gesellschaft *mit dem Charakter eines wirklich aktiven, energisch wirkenden Organismus* versehen, um sie *auf diese Weise zu einem eigentlichen Hilfsmittel der nationalen Entwicklung zu machen.*[229]

Der Historiker wird allerdings diese *Tribüne* nicht verlassen dürfen, ohne auf die selbstkritischen und zur Mäßigung aufrufenden Äußerungen des älteren Virchow wenigstens hingewiesen zu haben. Auch hierfür einige Beispiele.

Die Freiheit der Wissenschaft im modernen Staatsleben war zum Thema der großen Naturforscher-Rede des Jahres 1877 in München geworden. Virchow sah gerade im Zuge der so erfolgreichen Tatsachenforschung eine neue Ära *beliebiger persönlicher Spekulationen* heraufkommen, und er mahnte zur Mäßigung, um *in aller Ruhe die höchsten und schwierigsten Probleme des Lebens und des Jenseits* zu diskutieren. Ausgerechnet Virchow gibt nunmehr den Rat: *Mäßigen wir uns, üben wir die Resignation, daß wir auch die teuersten Probleme, die wir aufstellen, doch immer nur als Probleme geben, daß wir es hundert- und hundertmal sagen: Haltet das nicht für feststehende Wahrheit, seid darauf vorbereitet, daß es vielleicht anders werde; nur für den Augenblick haben wir die Meinung, es könnte so sein.*[230]

Auch die große Rede Virchows auf der Berliner Versammlung 1886 war eher maßvoll gehalten, wenngleich die Naturforscher ein letztes Mal auf die *Einheit der Wissenschaften* eingeschworen werden. Nur so verstehen wir den lapidaren Schluß: *Wir haben die Einheit wiedergefunden in der Methode, und wir hoffen, daß diese Einheit nie wieder verlorengehen wird. Die medizinischen und biologischen Disziplinen arbeiten genau in demselben Sinne wie die physikalischen und chemischen; sie suchen die Gesetze des Werdens und der Tätigkeit mit denselben Hilfsmitteln.* Ärzte und Naturforscher – so mochte man damals glauben – gehören zusammen auf ewig!

Beides haben wir wohl zu sehen und zu bewerten: auf der einen Seite die nüchterne, unerbittliche, unbestechliche Darstellungsweise des Naturforschers, auf der anderen Seite die offensichtliche Phraseologie des

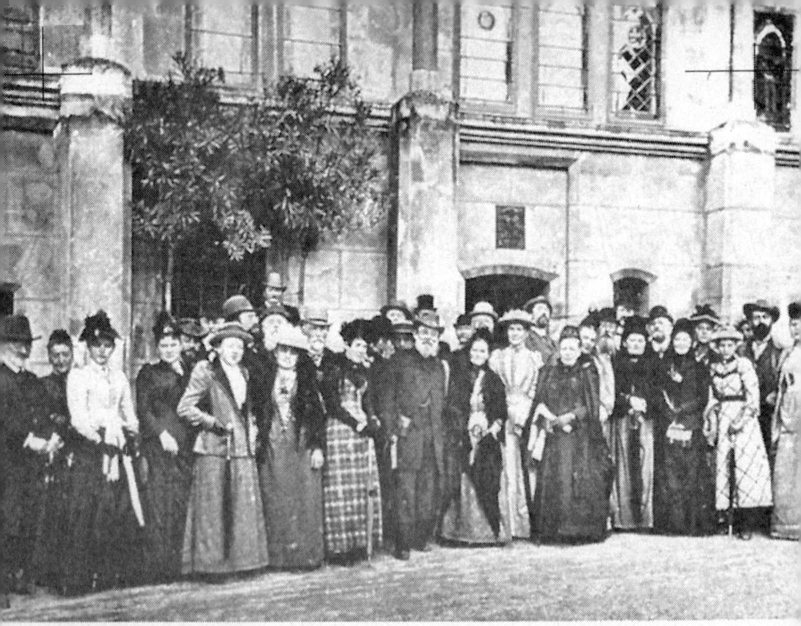

Rudolf Virchow (vor dem Mittelpfeiler) beim Anthropologenkongreß in Danzig, 1891. Neben ihm (mit schwarzem Schirm) seine Frau

Wissenschaftspolitikers mit seinen humanitären Idealvorstellungen und einer pseudoreligiösen Ideologie.

Wollen wir daher den «ganzen Virchow» zur Darstellung und Beurteilung bringen, so haben wir auch noch den letzten Schritt zu gehen, einen Schritt, der einem modernen Zeitgenossen besonders abenteuerlich vorkommen muß, Virchows Idee nämlich von der Politik – ausgerechnet der Politik – als einer *Medizin im Großen*.

Politik als «Medizin im Großen»

Mit der Mitte des neunzehnten Jahrhunderts haben wir nicht nur den Abbruch der Tradition festzustellen, sondern auch den Aufbruch zu einem völlig neuen sozialpolitischen Programm der Heilkunde. Der Arzt der Zukunft sieht sich mehr und mehr *zu öffentlichen Aufgaben bestimmt* und damit auch *berufen zur großen Kulturmission.* Hatte Johann Lucas Schoenlein in seiner Würzburger Antrittsvorlesung 1819 noch die Idee der Medizin mit der Idee des Lebens gleichsetzen können und Georg Kieser auf der Naturforscherversammlung zu Jena im Jahre 1836 sogar die wissenschaftliche Medizin als die «höchste Poesie des Lebens» gepriesen, so erkennen wir seit der Reformbestrebung der vierziger Jahre einen ständig heftiger werdenden Impuls der Sozialbewegung auf die Medizin, einen immer energischer vorgetragenen Fortschrittsglauben.

Während die alten Utopien sich jedoch auf kleine Inseln, auf Versuchsanstalten oder Sonnenstaaten – so bei Thomas Morus, Francis Bacon oder Campanella – beschränkt hatten, wird sich die neue Utopie ihrer öffentlichen Bestimmung bewußt; sie geht auf Großräume über; sie drängt auf Realisierung. Aus seinem Glauben an die Mission der Wissenschaft holte der Arzt immer selbstverständlicher seine Berufung und übernahm nach und nach das Amt eines Propheten der neuen und besseren Welt.

Schon die medizinische Aufklärung des achtzehnten Jahrhunderts versuchte, dem Arzt einen höheren Auftrag innerhalb der Gesellschaft zu geben; die naturwissenschaftliche Medizin des neunzehnten Jahrhunderts schließlich motivierte jene universelle Mission, in der die Medizin zur Führerin der Menschheit werden sollte und der Arzt als der Fachmann galt für die *Konstituierung der Gesellschaft auf physiologischer Grundlage*[231].

In seinen *Einheitsbestrebungen* (1849) hatte Virchow diese Entwicklung auf die Formel gebracht: *Obwohl dem Wortlaut nach nur Heilkunst, hat sich die wissenschaftliche Medizin immer die Aufgabe gesetzt und stellen müssen, die einige Lehre vom Menschen zu enthalten.*[232] Und als Konsequenz seiner *Medicinischen Reform* (1848): *Die Medizin ist eine soziale Wissenschaft, und die Politik ist weiter nichts als Medizin im Großen.*[233]

Aufriß einer «medizinischen Gesetzgebung»

Bei seinem Aufriß einer *medizinischen Gesetzgebung* war Rudolf Virchow sehr bewußt von der theoretischen Grundkonzeption seiner neuen Wissenschaft ausgegangen, die von ihrem aufgeklärten Impetus her einfach auf Umsetzung in die Praxis drängte. Beweist uns doch – so Virchow – der praktische Alltag des Arztes mehr als jedes System der Wissenschaftstheorie, wie sehr der gesunde und der kranke Mensch in die folgenden drei verschiedenen Prozesse eingeflochten ist. Was im Menschen sich spiegelt, ist erstens der Natur-Prozeß: die Welt der Natur und der Sachen, der Dinge da draußen; zweitens der Geschichts-Prozeß: eine Kulturwelt mit wachsenden Stufen der Lebensgestaltung und Daseinsstilisierung; und drittens der Gesellschafts-Prozeß: ein alle Aspekte integrierender Prozeß, der mit dem Mitmenschen ebenfalls die Natur umfaßt. Erbwelt und Umwelt kommen hier zu ihrer Verbindung. Der Mensch steht nun einmal mitten in einem Koordinatensystem von Umwelt, Arbeitswelt und Erlebniswelt.

Diese Feststellung scheint zunächst nicht mehr zu sein als die selbstverständliche Konsequenz einer prinzipiellen wissenschaftlichen Einsicht. Im zweiten Band seines 1847 gegründeten und heute noch bestehenden *Archivs* hatte Virchow nicht zufällig an den Ausspruch von Descartes erinnert, *daß, wenn es überhaupt möglich sei, das Menschengeschlecht zu veredeln, die Mittel dazu nur in der Medizin gegeben seien. In Wirklichkeit, wenn die Medizin die Wissenschaft von dem gesunden und kranken Menschen ist, was sie doch sein soll, welche andere Wissenschaft könnte mehr berufen sein, in die Gesetzgebung einzutreten, um jene Gesetze, welche in der Natur des Menschen schon gegeben sind, als die Grundlagen der gesellschaftlichen Ordnung geltend zu machen. Der Physiologe und der praktische Arzt werden, wenn die Medizin als Anthropologie einst festgestellt sein wird, zu den Weisen gezählt werden, auf denen sich das öffentliche Gebäude errichtet, wenn nicht mehr das Interesse einzelner Persönlichkeiten die öffentlichen Angelegenheiten bestimmen wird.*[234]

Es war der selbstbewußte Naturforscher, der sich von seinem Forschungsauftrag her berufen fühlte, mit der Erkenntnis der Gesetze der Natur auch der Grundlegung einer sozialpolitischen Ordnung die Bahn zu ebnen. Es liegt einfach in der Natur der biologischen wie auch geistigen Entwicklung, daß die Medizin als eine sozial eingestellte Naturwissenschaft einen welthistorischen Auftrag vor sich hat. Sie soll nicht nur die natürlichen Anlagen des Menschen entwickeln, sondern auch die noch ungesunden sozialen Verhältnisse sanieren. Mehr als jede andere Wissenschaft bedarf daher die Medizin – wie gerade der Naturforscher Virchow gefordert hat – eingehender historischer Kenntnisse. Ist doch die Medizin als Ganzes eingebettet in jenen gewaltigen Entwicklungsprozeß, den wir in der Evolution der Natur vor sich gehen sehen und der

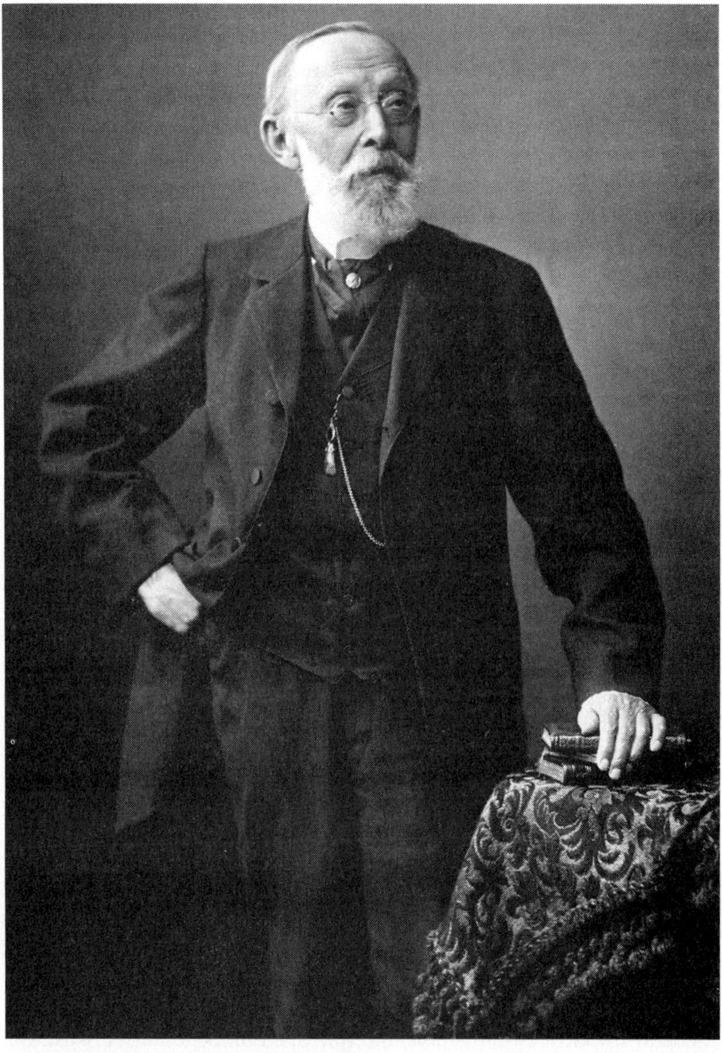

auch die geistige Entwicklung der Menschheit – aus dem religiösen Fühlen über das philosophische Denken in das positive Wissen – getragen hat, ein Bewußtseinsprozeß, der nun mit einer neuen *Wissenschaft vom Menschen* zu seiner Blüte gekommen ist.

So wurde es für den Sozialkritiker und Medizinalreformer Virchow geradezu selbstverständlich, daß von dieser Warte aus auch die Pädagogik und die Politik, daß alle Sozial- und Geisteswissenschaften Unterabteilungen der Medizin werden sollten. Eine Heilkunde aber – als *die höchste Form menschlicher Einsicht*, als *die Mutter der Sozialwissenschaften* – kann kein anderes Ziel mehr haben als den Humanismus. Damit muß sie immer strenger die Methode der Nation werden, als die *humane naturwissenschaftliche Politik*, die allein den Menschen auf einen menschenwürdigen *kosmopolitischen Standpunkt* führt.[235]

«Humane naturwissenschaftliche Politik»

Was der Naturforscher Virchow will, ist nichts Geringeres als die kraftvolle Entfaltung der alten privaten und kurativen Heilkunde zu einer öffentlichen und universalen Medizin. Rudolf Virchow sieht sein Zeitalter in einem gewaltigen Umbruch und vor einem gewaltsamen Aufbruch. Es ist dabei, *aus seinem Schoße die soziale Reform zu gebären*. Ein jedes Jahr wird die soziale Entscheidung näherbringen. Hat doch die Medizin keine geringere Aufgabe, als das humane Wesen des Menschen zu enthüllen; sie soll die Natur seiner eingeborenen Gesetze auch unter den abnormsten Bedingungen darstellen und die Möglichkeiten seiner ungestörten Entwicklung ergründen. Ist doch der Arzt der natürliche Anwalt dieser wie jeder humanen Entwicklung!

Um das Jahr 1850 bereits schien der Einbau der Naturwissenschaften in die Medizin vollendet. In seinem *Archiv* konnte Virchow (1849) schreiben: *Es ist bekannt, daß während der letzten drei Dezennien der denkende Teil der deutschen Ärzte die alte Brücke zwischen der Medizin und den übrigen Naturwissenschaften wieder aufzubauen bestrebt gewesen ist, und daß alle tonangebenden Schulen in Deutschland darin übereingestimmt haben und noch übereinstimmen, daß die Medizin im Range einer Naturwissenschaft, als Wissenschaft vom Menschen, als Anthropologie im weitesten Sinne, also ideal (prophetisch) als höchste Naturwissenschaft gefaßt werden müsse.*[236]

Damit hatte Virchow die wissenschaftlich fundierte Medizin als jene Medizin im Großen aufgefaßt, die mit der Politik identisch wird. Sie mußte einfach in das *große politische und soziale Leben eingreifen*. Dann erst werde die Medizin, *was sie auch sein muß, ein Gemeingut aller sein, sie wird aufhören, Medizin zu sein, und sie wird ganz aufgehen in das allgemeine, dann einheitlich gestaltete Wissen, das mit dem Können identisch ist*[237]. Die historische Kategorie der Evolution wurde transponiert auf die biologische Entwicklung und transfiguriert in die politische Kategorie, von der dann alle notwendigen Sanierungsmaßnahmen erwartet wurden.

Politische Sanierungsmaßnahmen

Daß auch der reifere Virchow diesen Grundsätzen treu geblieben ist und in welche Dimensionen hinein er seine Prinzipien zu entwickeln vermochte, zeigen seine Kundgebungen auf den Versammlungen Deutscher Naturforscher und Ärzte.

So hielt er auf der Naturforscherversammlung in Hannover 1865 ein Grundsatzreferat über die Entwicklung der modernen Naturwissenschaften. Die gesamte Volkswirtschaft, so führte er aus, die ganze moderne Nationalökonomie, sei nur zu verstehen aus dem Geist der Medizin und der Naturwissenschaft. Dreißig Jahre lang hätten die Naturforscher und Ärzte die Nation auf die Ideologie der Volkswirtschaft vorbereitet, eine Wirtschaftslehre, die nichts anderes sei als *eine Filiale unserer Versammlung* und ein Beweis dafür, *wie mächtig die naturwissenschaftliche Methode geworden ist.*

Mit dieser Methode, mit dieser *eigentlichen Methode des menschlichen Geistes*, soll nun nicht nur eine wissenschaftliche Medizin begründet, sondern *die Grundlage der Gestaltung des ganzen deutschen Lebens* geschaffen werden. Das sei bereits grundsätzlich geschehen, und das werde sich immer stärker auswirken. Es ist die Wissenschaft, die großartige Resultate verspricht in allen Richtungen des nationalen Lebens, der materiellen Wohlfahrt ebenso wie der moralischen Entwicklung des Geistes. Virchow schließt seinen Appell mit einer Prognose für die nächsten fünfzig Jahre, in denen die Naturwissenschaften noch unvergleichlich großartigere Resultate als bisher liefern würden.[238]

Gegenüber diesen großspurigen Sozialprogrammen sind die praktischen Maßnahmen des neunzehnten Jahrhunderts überraschend dürftig geblieben. Die «Medizinische Reform» sollte bald schon in einem sterilen Formalismus erlahmen. Virchows Konzept für ein großangelegtes *Medicinal-Ministerium* kam aus politischen Gründen nicht zum Tragen. Erst im Jahre 1876 konnte die Idee eines Reichsgesundheitsamtes verwirklicht werden. Mit dem Jahre 1881 leitete Bismarck sein Gesetzgebungswerk ein, das den sozial schwächeren Schichten der Bevölkerung Schutz bei Krankheit, Unfall und Invalidität gewähren sollte. 1883 folgte die Krankenversicherung der Arbeiter, 1884 eine Unfallversicherung, 1889 die Invaliditäts- und Altersversicherung, die 1900 zu jener Reichsversicherungsordnung (RVO) erweitert wurde, die spätere Generationen immer wieder von neuem modifiziert und ergänzt haben zu einer immer konsequenter geschlossenen Rehabilitationskette.

Der utopische Charakter seiner eigenen sozialpolitischen Forderungen ist Virchow frühzeitig deutlich geworden, obwohl er zeitlebens nicht davon lassen konnte. Man müsse einfach dahin kommen, schreibt er schon 1849, den *Übergang zu radikalen Änderungen* auch praktisch anzu-

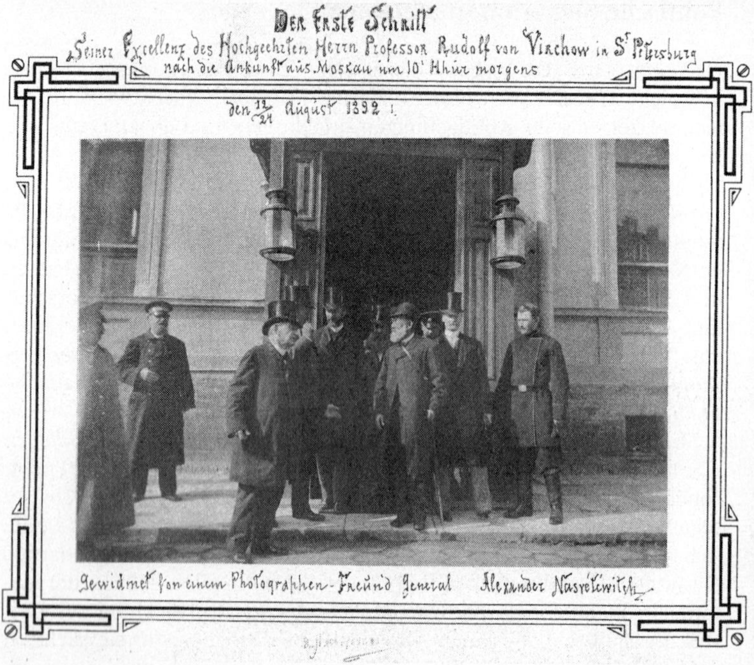
Der Erste Schritt
Seiner Excellenz des Hochgeehrten Herrn Professor Rudolf von Virchow in St Petersburg
nach die Ankunft aus Moskau um 10' Uhr morgens
den 12/24 August 1892.
Gewidmet fon einem Photographen-Freünd General Alexander Nasvetewitsch

Ankunft zu einem Besuch in St. Petersburg, August 1892. Virchow in der Mitte, mit Stock und weißem Bart. Auf dem Schmuckrand des Fotos eine handschriftliche Widmung des Fotografen

bahnen. *Jeder, der ruhig, besonnen und klar die Entwicklungsgeschichte der Menschheit übersieht, muß das Bedürfnis verspüren, sich über die prinzipiellen Forderungen klar zu werden.* Und weiter: *Humanismus, Patriotismus und Egoismus*, sie würden in ihrem Streben doch letztlich *vollkommen zusammenfallen*. Daraus folgt der politische Schluß: *Wachet und betet, damit ihr nicht in Anfechtung fallet; lasset aber das Schlafen, denn eure Träume von Ruhe und Ordnung sind nicht geeignet, die Ruhe und Ordnung der Wirklichkeit herzustellen.*[239]

Daß die aufgeklärten Gedanken einer unendlichen Emanzipation den Menschen faszinieren mußten, liegt auf der Hand. Daß die Wissenschaft das einzige adäquate Mittel war, die Ordnung der Endzeit herzustellen, konnte damals nicht bezweifelt werden. Auf dieser Folie laufen die Leitfäden durch das ganze neunzehnte Jahrhundert, jenes «Zeitalter der Wissenschaft», zu dem nicht zuletzt Rudolf Virchow seinen Beitrag geleistet hat.

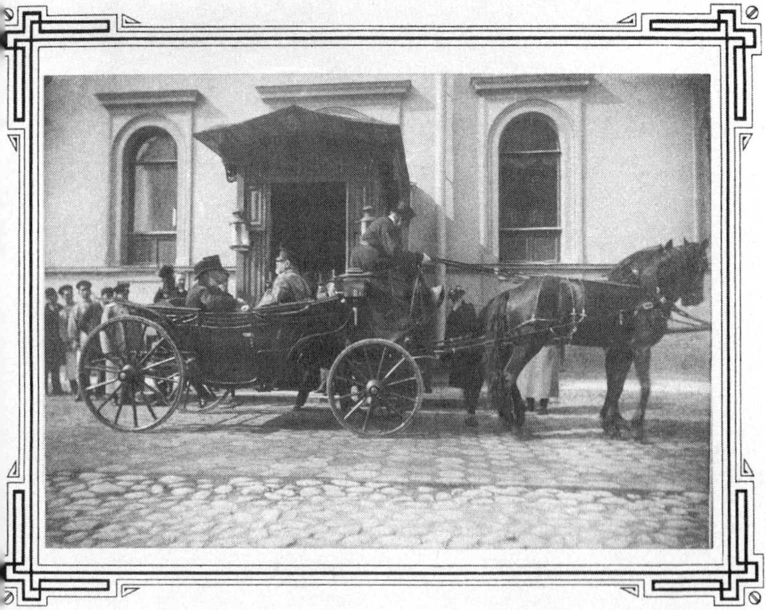

Weiterfahrt in die Stadt. Der Empfang für den berühmten Mediziner glich, wie oft bei seinen Auslandsreisen, einem Staatsbesuch

Betrachten wir sein Lebenswerk im Spiegel seiner eigenen Epoche, so fallen in erster Linie seine Verdienste um eine naturwissenschaftlich unterbaute Pathologie ins Auge; sein Konzept einer *Cellularpathologie* hatte sich zu seinen Lebzeiten bereits durchgesetzt.

Demgegenüber blieben seine Bemühungen um eine liberale Parteipolitik im Streit der preußischen Verwaltungskonflikte hängen oder versandeten im internen Parteiengezänk. Auffallend wenig Beachtung fanden seine umfangreichen anthropometrischen, ethnologischen und archäologischen Untersuchungen, obschon es Virchow gelang, diesen Richtungen erstmals ein methodologisches Grundgerüst zu vermitteln.

Früchte getragen haben hingegen – wenn auch nur auf Umwegen – seine sozialpolitischen Programme, die Eingang fanden in die Gesundheitspolitik wie auch die Sozialgesetzgebung des ausgehenden neunzehnten Jahrhunderts. Sie dürften auch heute noch das Interesse des Gesundheitspolitikers finden.

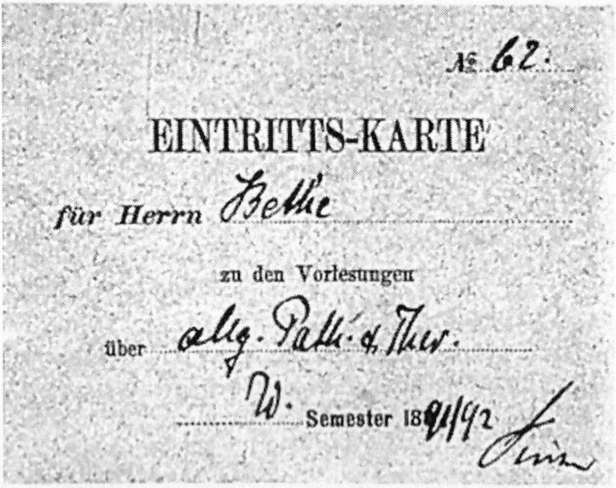

№ 62.

EINTRITTS-KARTE

für Herrn Bethe

zu den Vorlesungen

über allg. Path. u. Ther.

W. Semester 1891/92

Virchow

«Eintritts-Karte», von Virchow persönlich unterschrieben, für seine Vorlesungen im Wintersemester 1891/92. Die Hörsäle waren bei vielen Lehrveranstaltungen Virchows so überfüllt, daß man zu dieser Notlösung griff – einer Vorform des Numerus clausus…

Wir haben uns im vorliegenden Beitrag bemüht, die sozialpolitischen Programme ebenso wie die pathologische Grundlagenforschung Virchows besonders herauszustellen; beide gehören zusammen, wenn man den «Selbstzeugnissen» folgen will. Wir waren daher auch bemüht, Rudolf Virchow möglichst im Wortlaut zu Wort kommen zu lassen. Wer ihn kennenlernen will, muß ihn selber lesen. Wir sollten ihn – auch am Ausgang des zwanzigsten Jahrhunderts noch – lesen und immer wieder lesen!

Werk und Wirkung

Werfen wir – unsere knappe Studie abschließend – noch einen Blick auf das Berlin der Jahrhundertwende, auf die Künste und Wissenschaften dieser Zeit. Berlin galt um das Jahr 1900 als die am dichtesten besiedelte Stadt der Welt. U-Bahnen wurden gebaut. Die ersten elektrischen Oberleitungsbusse fuhren. Ein Fernsprechwählamt wurde 1900 eröffnet. Paul Lincke ließ seine Operette «Frau Luna» aufführen. Das erste Kino eröffnete 1899 in Berlin seine Tore. Ernst Haeckel veröffentlichte im gleichen Jahr seine «Welträtsel», Thomas Mann wenig später (1901) «Die Buddenbrooks». Im Jahre 1901 erhielten Wilhelm Röntgen den Nobelpreis für Physik und Emil von Behring den für Medizin.

Als Rudolf Virchow 1902 starb, hatte die Deutsche Bank soeben die Konzession zum Bau der berühmten Bagdadbahn erhalten. Ernest Rutherford entwickelte seine Theorie vom radioaktiven Zerfall, und Lenin schrieb einen programmatischen Traktat mit dem Titel «Was tun?». In Berlin-Buch wurde eine moderne Heilstätte für Lungenkranke eröffnet. Ein Jahr darauf begründete Oskar Miller in München das Deutsche Museum. Die Brüder Wright wagten den ersten Motorflug. Maxim Gorkis «Nachtasyl» wurde in Berlin erstaufgeführt. Iwan Pawlow führte den Begriff «bedingte Reflexe» ein. Eine Gesellschaft für drahtlose Telegraphie (Telefunken) war in Berlin gegründet worden.

Albert Einstein formulierte wenig später (1904) seine Spezielle Relativitätstheorie, Otto Hahn entdeckte das Radiothorium; Erich Hoffmann und Fritz Schaudinn fanden den Erreger der Syphilis. Den Nobelpreis für Medizin erhielt 1904 Robert Koch, den Friedensnobelpreis Bertha von Suttner. In Berlin wurde um diese Zeit das Kaufhaus des Westens (KaDeWe) eröffnet; der «Hauptmann von Köpenick» hatte seinen Auftritt (1906). Christian Morgenstern schrieb (1905) seine «Galgenlieder» und Selma Lagerlöf «Nils Holgerssons wundersame Reise» (1907). In Berlin wurde das «Virchow-Krankenhaus» eröffnet.

Was aber blieb von Virchow selbst?

Als ein Jahr nach Virchows Geburt die Gesellschaft Deutscher Naturforscher und Ärzte «das Banner der freien Forschung» entfaltete, «be-

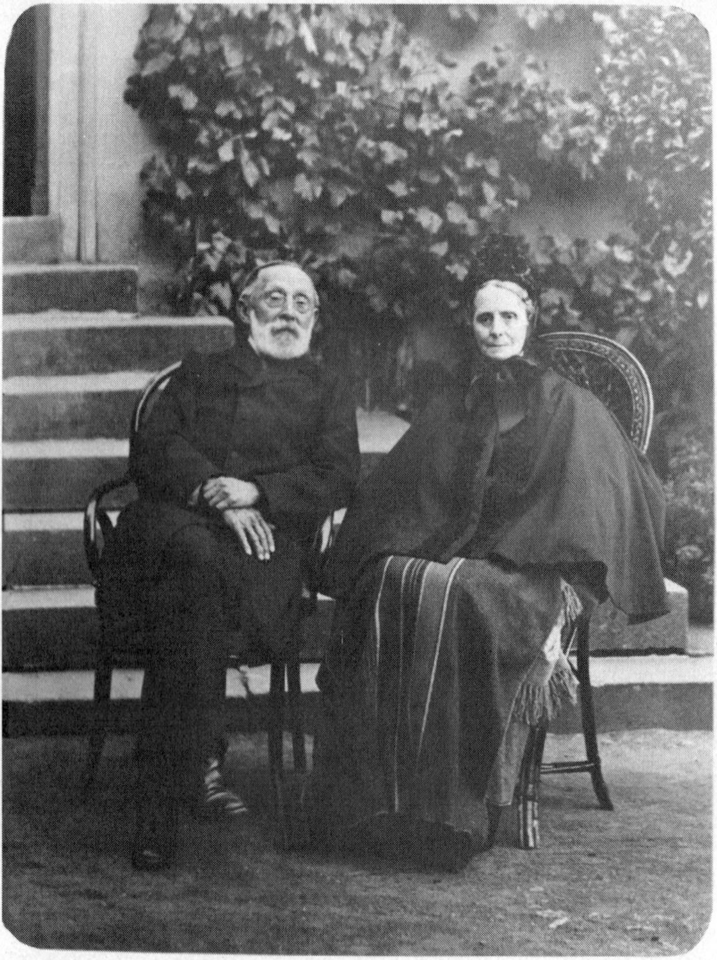

Das Ehepaar Virchow am Tag der goldenen Hochzeit, 24. August 1900

gann ein neues Zeitalter der Menschheit, welches wir berechtigt sind, das naturwissenschaftliche Zeitalter zu nennen». So Werner von Siemens auf der Naturforscherversammlung 1886 in Berlin. Die Menschheit sah sich endgültig auf einem Weg zur Entwicklung immer «höherer Kulturstufen», in einer «Kulturentwicklung», die als «eine unaufhaltsame und unzerstörbare» gefeiert wurde.[240]

In dieser wissenschaftlichen wie kulturellen Entwicklung hat Rudolf Virchow wie kein anderer eine führende und prägende Rolle gespielt. Der junge Naturforscher hatte das bereits sehr deutlich empfunden, als er *die wahre Hinterlassenschaft* großer Männer an der Entwicklungsfähigkeit ihrer Ideen zu messen gedachte.[241] Es kann dabei nicht übersehen werden, daß der große Arzt und Forscher sich bei aller methodologischen Selbständigkeit auf die philosophischen Grundideen seiner Zeit zu stützen vermochte, in erster Linie auf Immanuel Kant.

Im «Streit der Fakultäten» – der Altersschrift Kants aus dem Jahre 1798 – wurde letztmals in der europäischen Bildungsgeschichte eine Rangordnung der menschlichen Grundmotive vorgestellt und den streitenden Fakultäten zu bedenken gegeben.[242] Danach erstrecken sich die Motive des Menschen zuoberst auf sein ewiges Wohl, welches repräsentiert wird durch die Theologie. Sie beziehen sich weiterhin auf sein bürgerliches Wohl, das Thema der Gesellschaftswissenschaften. Nicht zuletzt aber fordern die menschlichen Grundmotive das Leibeswohl, das «lange zu leben und dabei gesund zu sein»[243], wie Kant sagt. Dieses aber vermittelt uns naturgemäß die Medizin.

Kant war nun der festen Ansicht, daß sich zwar in der Geschichte der abendländischen Institutionen die Grundmotive und demzufolge die Grundfakultäten in der angegebenen Reihenfolge eingerichtet hätten – die Theologie, die Soziologie, die Medizin –, daß aber dem Naturinstinkt nach «dem Menschen der Arzt der wichtigste Mann» sein müsse. Denn nicht von einer äußeren Umwelt und nicht von einer höheren Ordnung her könne der Arzt seine Verhaltensregeln nehmen, sein Maß, sondern immer nur «aus der Natur der Dinge selbst».[244]

Aus dieser Kantschen Idee heraus konnte wenig später der junge Arzt Rudolf Virchow seine wissenschaftlichen «Einheitsbestrebungen» begründen, indem er schrieb: *Von unserem Standpunkte aus, der der naturwissenschaftlich-materialistische ist, sind die öffentliche Gesundheitspflege und der öffentliche Unterricht nicht zu trennen, da sie beide auf die Kultur, die normale Entwicklung und Erhaltung derselben durch die Lebensvorgänge einheitlich verbundenen Körperteile hinauslaufen und sich nicht gegenseitig bedingen, sondern durchaus einschließen.*[245] Die Heilkunde gilt hier schon – von ihrer Natur legitimiert – als die erste und wichtigste Kulturwissenschaft. Alle tonangebenden Schulen in Deutschland stimmten darin überein – so Virchow bereits 1849 –, daß die Medizin *im Range einer Naturwissenschaft, als Wissenschaft vom Menschen, als Anthropologie im weitesten Sinne, also ideal (prophetisch) als höchste Naturwissenschaft*[246] gefaßt werden müsse.

Im Raum und Rahmen dieses neunzehnten Jahrhunderts erscheint uns heute die Medizingeschichte zweifellos mit einem Doppelgesicht, gleichsam mit zwei ganz verschiedenen Epochen: einer naturphilosophisch

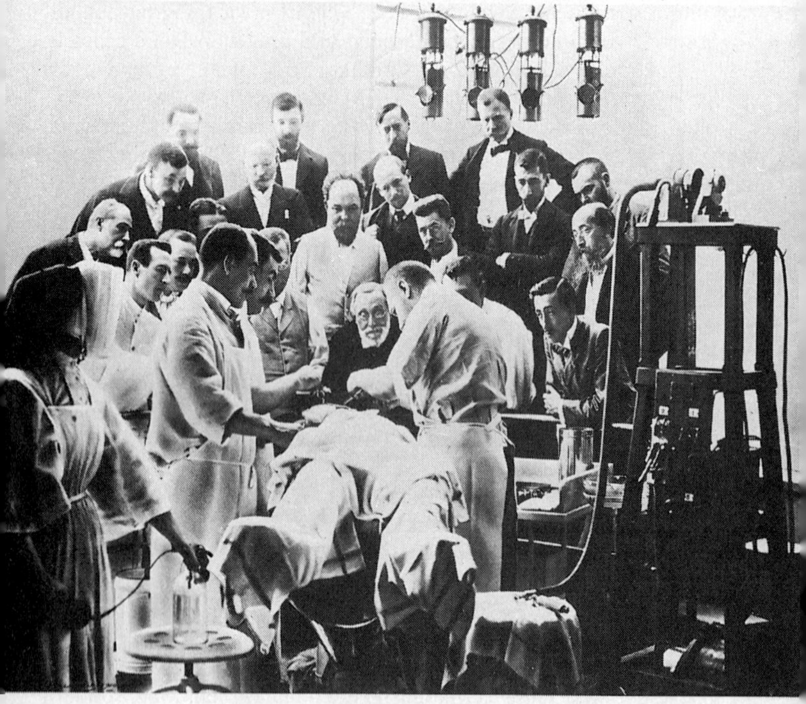

Paris, August 1900: Virchow beobachtet eine Schädeloperation

orientierten, weitgehend auf Erfahrung beruhenden Heilkunde und einer naturwissenschaftlich fundierten, vorwiegend mechanistisch begründeten Heiltechnik. Wir sollten uns dabei hüten, die eine Epoche – als fortschrittliche – gegen die ältere – als romantisch verlästerte – auszuspielen. Beide haben ihr Eigengewicht und stehen – je mehr man sich vertieft – in einer engeren Verwandtschaft, als man dies vermuten sollte.

Die mehr naturphilosophisch orientierte Richtung hatte in Aufklärung und Romantik versucht, mit ihrer «Idee der Krankheit» den kranken Menschen als einen geschlossenen Organismus zu verstehen. Aus dieser Richtung ging mit dem beginnenden neunzehnten Jahrhundert die «naturhistorische Schule» hervor, die jene ältere «Idealpathologie» zu konkretisieren gedachte und mit neuen empirischen Materialien zu stützen verstand.

Einen grundsätzlich anderen Weg ging die «physiologische Heilkunde» im Sinne von Wilhelm Roser und Carl August Wunderlich (um

1840), die unter Verzicht auf alle lehrbuchmäßige Klassifizierung die Krankheitsprozesse am Individuum zu analysieren suchte. Diesem Trend entgegen kamen die wissenschaftlichen Bestrebungen der französischen Schule um Xavier Bichat und François Magendie.[247] Mit all diesen Richtungen stand Virchow zeitlebens in einer bewegten, persönlich engagierten Auseinandersetzung.

Virchows wissenschaftliche Verdienste sind dabei in erster Linie in der Systematisierung des zeitgenössischen Wissens und einer Synthese eigener wie fremder Erfahrungen zu sehen. Mit dieser seiner synoptischen Leistung übernahm er seit der Mitte des Jahrhunderts unangefochten die Führungsrolle in der theoretischen Medizin und trug sehr bewußt auch seine Wissenschaft von der Natur und vom Menschen in das neue, das zwanzigste Jahrhundert.

Was aber war, was blieb seine Idee? Es war das Ringen um das Leben und seine Gestalt, um Werden und Verfallen alles lebendig Gestalteten. Die Auseinandersetzungen um Struktur und Funktion im pathologischen Geschehen sind denn auch in den Generationen um und nach Virchow nie verstummt. Vieles an Polemik wäre unnötig gewesen, wenn man den Ausführungen des Altmeisters selbst gefolgt wäre. Nicht den Stoff als *Träger des Lebens* sah er als etwas Besonderes an, *sondern nur die Bewegung des Stoffs, das Leben selbst.* Sein Einheitsprinzip fand er daher nicht im Körperlichen, sondern in der *sich mitteilenden Bewegung* des Leibes. Das Wesentliche am Lebendigen war und blieb ihm *die treibende innere Bewegung, welche die plastischen Verbindungen erzeugt und welche immer vollkommenere, immer energischere Formen schafft.*[248]

Die alte Frage nach dem «Leben», nach einer «Lebenskraft» wird demnach nicht umgangen, aber auch nicht gelöst; sie wird einer immer neuen und konkreteren Fragestellung zugeführt. Leben – so Virchow (1854) – *ist bedingt durch die harmonische, ineinandergreifende Bewegung vieler Elemente, die aus einem ursprünglichen einfachen Elemente hervorgegangen sind.* Wir erfahren dabei, *wie durch eine zweckmäßige Anordnung, welche die teleologische Schule als weise zu bezeichnen liebt, diese mannigfaltigen Einheiten zu einer höheren und bedeutungsvolleren Einheit zusammengefaßt werden.*[249]

Es ist überraschend, aber es kann nicht geleugnet werden, daß der Schöpfer der Solidarpathologie, gefeiert als Überwinder der Humoralpathologie, daß gerade der Pathologe Virchow einem dynamischen Denken, einer funktionellen Betrachtungsweise huldigte und damit einem neuen «Vitalismus»[250]. Zwar wird für Virchow das statische Element, die Zelle, immer mehr zum *Lebensherd* und damit zum *Krankheitsherd*[251], sie bleibt aber auch *die ontologische Form des Lebens* und wird damit gewissermaßen zur *Person des Lebens.*[252] Auf diesem Wege sei der pathologische Anatom einzig und allein in der Lage, *sich aus der Leichenkammer*

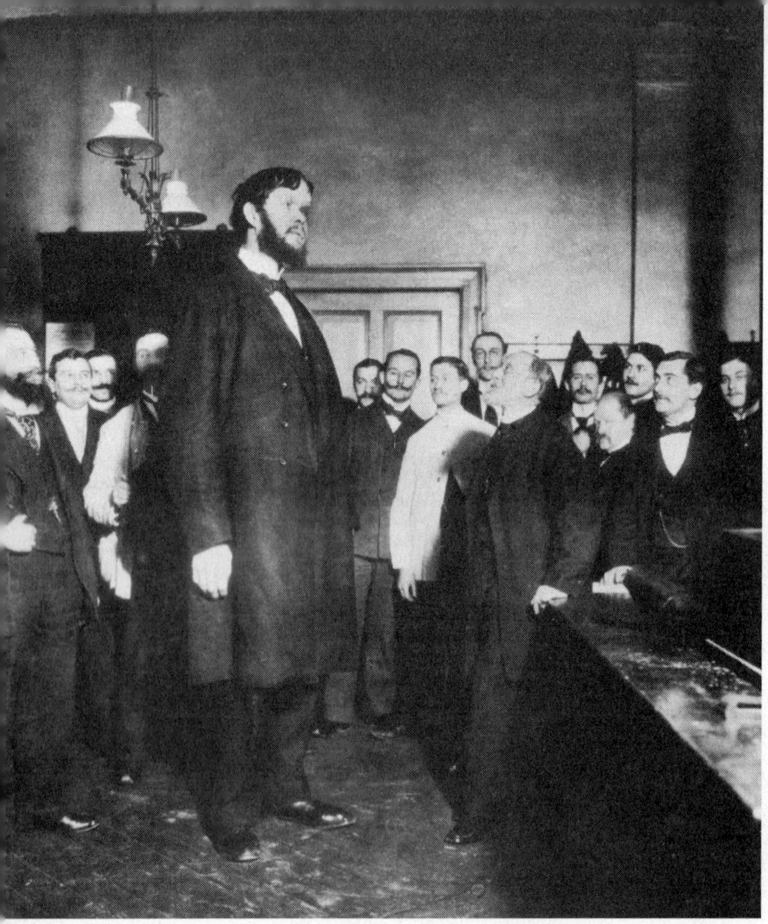

Der Riese Lewis Wilkens aus Amerika zu Besuch bei Virchow im Pathologischen Institut, 1901

zu erheben und an das Krankenbett zu treten. Nur so auch begegne er dem Kliniker wie dem praktischen Arzt, um sich mit ihnen zu ergänzen. Und nur so könne die Pathologische Anatomie zu einer *lebendigen Wissenschaft* werden.[253]

Das zelluläre Prinzip hat in den vergangenen hundert Jahren die moderne Krankheitsforschung in einem ungewöhnlichen Maße gefördert. Immer deutlicher wurde gerade bei den im neunzehnten Jahrhundert vorherrschenden Infektionskrankheiten die Bedeutung relativer Zellansammlungen und Zellwucherungen für die Vernichtung der Erreger und die Bildung von Antikörpern nachgewiesen. Das Problem der Krebsentstehung konzentrierte sich mehr und mehr auf die Frage nach den Ursachen und dem Mechanismus der Umwandlung normaler Zellen in Krebszellen. Die Erbkrankheiten konnten auf ein krankhaftes Erbgefüge der Keimzellen zurückgeführt werden. Als Ursache angeborener Mißbildungen wurde die Schädigung oder Hemmung embryonaler Zellverbände durch Insuffizienz zellulärer Stoffsynthesen erkannt. Bei neurologischen und psychiatrischen Erkrankungen deckte die Neuropathologie Störungen oder Zerstörungen der neuralen Zellen bestimmter Hirnkerne als Ursache auf. Die Lehre von den Blutkrankheiten ist zu einem großen Teil von zellularpathologischem Denken getragen.

Darüber hinaus hat in unseren Tagen die Zellularbiologie eine Bereicherung und Vertiefung dadurch erfahren, daß die Zellforschung seit den letzten Jahrzehnten über Zytochemie und Elektronenmikroskopie fundamental neue analytische Methoden entwickeln konnte. Eine Pathologie, in deren Mittelpunkt die Zelle nicht steht, ist heute kaum noch denkbar.[254] Die moderne Elektronenmikroskopie war es vor allem, die letzten Endes auch die alte klassische Zellularpathologie gerechtfertigt hat. Hier erst wurden die Voraussetzungen für die heutige Molekularbiologie und Molekularpathologie geschaffen. Die «Molekulare Zellpathologie» ist damit – so scheint es – das Thema der Zukunft geworden.

Auf der anderen Seite kann nicht übersehen werden, daß wir – angesichts des Panoramawandels von den akuten Erkrankungen zu den chronischen Leiden und des Einbaus neuer Methoden in die Medizin – vor einer neuen Theorie der Heilkunde stehen. Und so sehr auch die Zellenlehre der modernen Forschung neue Gebiete eröffnet hat: die Lehre von der Vererbung, die Geschwulstpathologie, die Lehre von der Metastasierung von Geweben, die Serologie und Immunologie – vieles konnte dabei mit dem Konzept der Zellenlehre allein nicht beurteilt werden. Dazu gehören die Bedeutung der Zellmembran etwa oder der Interzellularsubstanzen, die vegetative Innervation, das Mesenchym, die Ganzheitsregulationen – um nur einige wenige wichtige Gebiete der modernen Medizin zu nennen.

Struktur und Funktion wurden in der Wechselwirkung beider Aspekte immer genauer erforscht. Die Gesetze der Proteinsynthese innerhalb der Zelle konnten biochemisch analysiert werden. Die immunologische Forschung deckte die verschiedenen Steuerungsmechanismen im Zellterritorium auf. Die Molekulargenetik ist heute schon in der Lage, Zellen gezielt mit synthetischen Informationen zu programmieren. Was der junge Virchow nur postuliert hatte, nämlich das Gesetz der *Abhängigkeit der Zellen voneinander*[255] zu klären, konnte gesetzmäßig erhärtet werden. Es ist das kybernetische Prinzip vielschichtig verbundener Regelkreise, das den alten Streit zwischen «Solidarpathologie» und «Ganzheitsmedizin» überwunden zu haben scheint.

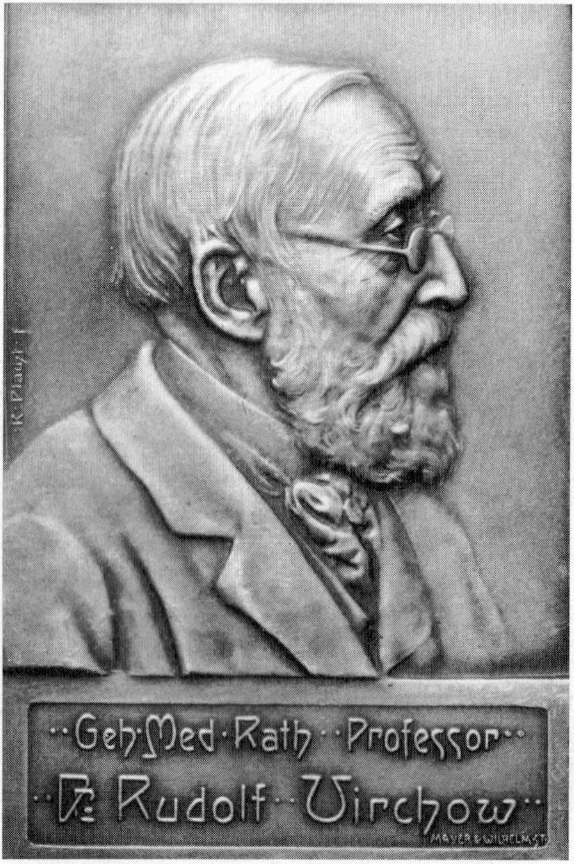

Silberplakette von R. Placht

Wenn wir heute von Funktionsanomalien oder Dysregulationen sprechen, sind wir vom engeren Begriffsbereich der alten Zellularpathologie weit entfernt. Der Sitz der Krankheit – die Zelle – ist uns nicht mehr das ganze «Wesen» im Kranksein. Wir sprechen lieber von der Korrelation der Organe untereinander, von der Einstimmung in Regelkreise, einem innersekretorischen Fließgleichgewicht, von genetischen Bedingtheiten im Krankgewordensein – alles Aspekte, denen die Zellularpathologie nur wenig Raum gewähren konnte, ohne die aber eine moderne Therapeutik nicht mehr zu denken wäre.

Dieser einschneidende und immer noch anhaltende dramatische Umbruch im Selbstverständnis der modernen Medizin läßt sich nirgendwo

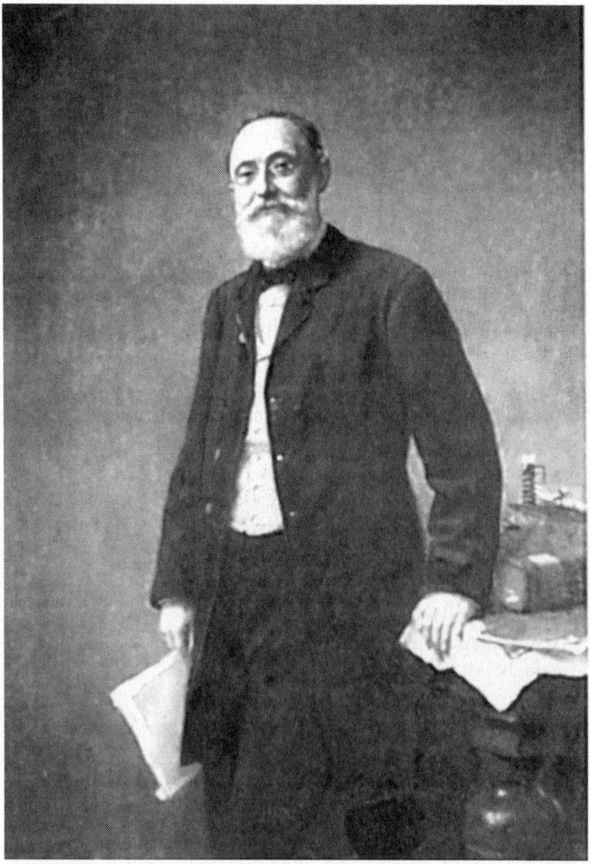

Rudolf Virchow. Gemälde von Hugo Vogel

deutlicher verfolgen und überzeugender darstellen als an den verschiedenen Auflagen der «Pathologischen Physiologie», die der Heidelberger Kliniker Ludolf von Krehl zu Beginn unseres Jahrhunderts vorgelegt hat. Um die Jahrhundertwende noch ganz auf dem Boden der exakten Naturwissenschaften im Sinne Virchows, zeigte sich Krehl bereits in der 9. Auflage (1918) als der besinnliche Naturforscher, der Medizin und Naturwissenschaft eine gute Wegstrecke zusammengehen sieht, dann aber die ärztliche Tätigkeit am kranken Menschen und seiner sozialen Wirklichkeit mehr und mehr in den Vordergrund rückt.[256]

Das aber bedeutet – so Krehl –, daß die Naturwissenschaft nur e i n e der Grundlagen der Medizin sein kann. «Aber wir wären unwürdige

Schüler jener großen Meister, wenn wir nicht (auch mit unseren schwachen Kräften) mitarbeiten würden an der Fortentwicklung der Medizin.» Diese Mitarbeit sei zugleich «der Dank an unsere Lehrer», wobei Krehl sicherlich auch an Virchow gedacht hat. Die Weiterentwicklung der Medizin aber sieht Krehl nun «in dem Eintritt der Persönlichkeit als Forschungs- und Wertungsobjekt der Medizin. Das aber bedeutet die Wiedereinsetzung der Geisteswissenschaften und der Beziehungen des ganzen Lebens als andere und mit der Naturwissenschaft gleichberechtigte Grundlage der Medizin.»[257]

In den Vordergrund des ärztlichen Selbstverständnisses rückt wieder die ärztliche Tätigkeit mit ihrem sozialen Auftrag, damit aber auch die prinzipielle Kritik an einer lediglich naturwissenschaftlich orientierten Anthropologie. Einer Heilkunde, die sich den kranken Menschen in seiner Umwelt und Mitwelt zum Gegenstand der Forschung machen wollte, mußte das alte Schema der Medizin immer fragwürdiger werden. Gehört ein solches wissenschaftliches Konzept – so hatte Krehl gefragt – zur Naturwissenschaft, zur Biologie oder gar zu den Geisteswissenschaften? Die Antwort des neuen Selbstverständnisses kann nur lauten: Die Medizin braucht sie alle, «aber sie geht in keiner von ihnen auf»[258]. Die Medizin als ein exemplarischer Handlungsauftrag ist und bleibt eine Medizin sui generis. In diesem Sinne ist und war Heilkunst immer eine eminent soziale Wissenschaft.

Vor diesem geistesgeschichtlichen Hintergrund erscheinen uns heute – angesichts des Panoramawandels der Krankheiten und neuartiger sozialpsychologischer Erkenntnisse – die Programmpunkte des jungen Virchow wesentlich vertrauter. Sie prägen die Grundlagenforschung einer eher ökologisch als ökonomisch orientierten Medizin, und sie begegnen uns in den neuen Ausbildungsplänen des medizinischen Curriculums. Gerade die sozialpolitischen Bestrebungen der beiden letzten Jahrhunderte machen uns aber auch deutlich, daß die moderne Medizin sich keineswegs nur als angewandte Naturwissenschaft verstanden hat, sondern immer schon als eine spezifische Handlungswissenschaft. Heilkunde ist und bleibt ein ebenso persönlicher wie sozialer Auftrag.

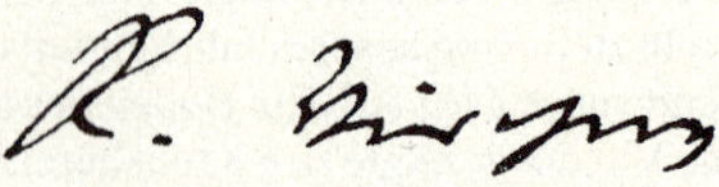

Anmerkungen

Für Veröffentlichungen, die in der Bibliographie dieses Bandes aufgeführt sind, werden im folgenden Kürzel (Autorenname und Erscheinungsjahr) benutzt.

1 Am 22. Februar 1842 an den Vater; Rabl (1906), S. 47
2 Rabl (1906), S. 1
3 Krammer (1956), S. 146
4 Rabl (1906), S. 91
5 Rabl (1906), S. 97
6 Rabl (1906), S. 99
7 Arch. path. Anat. 2 (1849), S. 5
8 Rabl (1906), S. 118
9 Rabl (1906), S. 120
10 Ackerknecht (1957), S. 9
11 Rabl (1906), S. 122
12 Virchow, Einheitsbestrebungen (1849), S. 47
13 Medicinische Reform (1848), S. 45
14 Brief vom 1. Mai 1848; Rabl (1906), S. 145
15 Medicinische Reform (1849), S. 182
16 Rabl (1906), S. 162
17 Medicinische Reform (1849), S. 270
18 Ebenda, S. 270
19 Ebenda, S. 269
20 Rabl (1906), S. 189
21 Am 28. September 1860 an den Vater; Rabl (1906), S. 219
22 Brief vom 9. Februar 1881; Herrmann (1990), S. 248
23 Verhandlungen der Physikalisch-medicinischen Gesellschaft zu Würzburg, Bd. 3. Würzburg 1852, S. XXIII
24 Nach Kohl (1976), S. 21
25 Ausführlicher in: Die Sectionstechnik im Leichenhause des Charité-Krankenhauses. Berlin 1876, S. 47–54
26 Vgl. Kohl (1976), S. 93–106
27 Hemleben (1964), S. 52
28 Schleich (1951), S. 148
29 Klein-Hattingen (1911), S. 254
30 Stenogr. Ber. 16. 3. 1865, S. 504
31 Stenogr. Ber. 16. 3. 1865, S. 507

32 Stenogr. Ber. 2.6.1865, S. 1897
33 Stenogr. Ber. 11.9.1862, S. 1592
34 Das Wort «Kulturkampf», das vielfach Virchow zugeschrieben wird, war unabhängig davon von Ferdinand Lassalle (1861) geprägt worden; es findet sich dem Sinne nach bereits bei Goethe
35 Stenogr. Ber. 23.3.1895, S. 1541
36 In: Über Acclimatisation. Tageblatt der 58. Versammlung der Gesellschaft Deutscher Naturforscher und Ärzte, Straßburg 1885, S. 540–550
37 Die krankhaften Geschwülste. Berlin 1863, Bd. I, S. V
38 Andree (1976), Bd. II, S. 482
39 Veröffentlicht in der «Vierteljahresschrift für gerichtliche Medicin und öffentliches Sanitätswesen», Neue Folge 40 (1884), S. 351–382
40 Vgl. «Centralblatt für Unterrichtsverwaltung», Nr. 126 (1869), S. 343–362
41 Gesammelte Abhandlungen aus dem Gebiete der öffentlichen Medicin (1879), Bd. II, S. 206
42 Virchow (1902), S. 5
43 Ebenda, S. 4
44 Ebenda, S. 4
45 Korrespondenzblatt (1880), S. 3
46 Virchow (1857), S. 116
47 Arch. path. Anat. 13 (1858), S. 326
48 Veröffentlicht im «Archiv für Anthropologie» 16 (1886), S. 275–476
49 Zeitschrift für Ethnologie IV (1872), S. 317
50 Verhandlungen (1876), S. 105
51 Bereits im ersten Antwortbrief vom 11. Januar 1877 schreibt Virchow: *Wir, die wir selbst forschen, sind glücklich, daß endlich einmal ein Forscher auf diesem so viel durchwühlten Boden ganz glücklich ist, und wir beglückwünschen Sie zu Ihren Ergebnissen von Herzen*; Herrmann (1990), S. 84
52 In: Abhandlungen der königlichen Akademie der Wissenschaften, Physikalisch-mathematische Klasse, Abt. III. Berlin 1879
53 Medicinische Reform (1849), S. 217 f.
54 Virchow, Cellularpathologie (1858), Vorwort, S. VIII
55 Stenogr. Ber. 30.1.1873, S. 848
56 Die Rektoratsrede Virchows über «Lernen und Forschen» (Berlin 1892) ist mehrfach nachgedruckt worden, so in: Deutsche Universitätszeitung (1960)
57 Virchow, Lernen und Forschen (1892), S. 4
58 Ebenda, S. 5
59 Ebenda, S. 8
60 Ebenda, S. 21
61 Virchow (1861), S. VI
62 Ebenda, S. 40
63 Ebenda, S. 55
64 Virchow (1902), S. 3
65 Arch. path. Anat. 167 (1902), S. 1–15
66 Nach Ackerknecht (1957), S. 203
67 Virchow, Einheitsbestrebungen (1849), S. 5
68 Über den vermeintlichen Materialismus der heutigen Naturwissenschaft. In:

Amtl. Ber. über die 38. Versammlung der Gesellschaft Deutscher Naturforscher und Ärzte, Stettin 1863, S. 35 – 42

69 Die Freiheit der Wissenschaft im modernen Staate. Berlin 1877, S. 21

70 Arch. path. Anat. 70 (1877), S. 3 f.

71 Ebenda 5 (1853), S. 5

72 Ebenda 70 (1877), S. 1

73 Virchow, Über die mechanistische Auffassung der Lebensvorgänge. In: Amtl. Ber. über die 34. Versammlung der Gesellschaft Deutscher Naturforscher und Aerzte, Karlsruhe 1858, S. 43 f.

74 Virchow, Einheitsbestrebungen (1849), S. VI

75 Ebenda, S. 19

76 Ebenda, S. 21

77 Tageblatt der Gesellschaft Deutscher Naturforscher und Ärzte (1886), S. 86. – Vgl. zu dieser «Einheitswissenschaft» auch Pagel (1931), S. 27: «Seine geschichtliche Mission aber liegt darin, daß er (nach Preisgabe des romantischen Einheitsideals) wieder ein einheitliches Prinzip wies, es durch die weitgehende empirische Unterlegung für diese Zeit annehmbar machte und legitimierte.»

78 Arch. path. Anat. 2 (1849), S. 36

79 An dieser Stelle scheint den jungen Naturforscher der Teufel geritten zu haben, wenn er folgerte: *Man kann Luft und Wasser, Feuer und Erde machen, sollte man nicht auch Pflanzen und Tiere oder gar den Menschen künstlich machen können, wenn sie auf mechanische Weise entstehen?*

80 Virchow (1854), S. 3

81 Arch. f. physiologische Heilkunde 1 (1842)

82 Virchow, Einheitsbestrebungen (1849), S. 15

83 So im «Prospect» zum Archiv (vom April 1847), in: Arch. path. Anat. 11 (1857), S. 2 f.

84 Ebenda 1 (1847), S. 16

85 Ebenda, S. 19

86 Ebenda, S. 10

87 Virchow, Einheitsbestrebungen (1849), S. 16

88 Vgl. zum Begriff und seiner Entwicklung: Fritz Hartmann und Kurt Haedke: Der Bedeutungswandel des Begriffs Anthropologie im ärztlichen Schrifttum der Neuzeit. In: Sitzungsberichte der Gesellschaft zur Beförderung der gesamten Naturwissenschaften zu Marburg, Bd. 87 (1966), S. 17 – 32

89 Virchow, Einheitsbestrebungen (1849), S. 39

90 Arch. path. Anat. 1 (1847), S. 4

91 Ebenda 5 (1853), S. 11

92 Ebenda 188 (1907), S. 7

93 Virchow, Einheitsbestrebungen (1849), S. 48

94 Ebenda, S. 16

95 Arch. path. Anat. 1 (1847), S. 4

96 Virchow, Cellularpathologie (1858), S. 3

97 Ebenda, S. 12

98 Ebenda, S. 12 f.

99 Ebenda, S. 57

100 Ebenda, S. 58

101 Virchow (1854), § 3

102 Alter und neuer Vitalismus, in: Arch. path. Anat. 9 (1856), S. 35
103 Ebenda, S. 11
104 Ebenda 8 (1855), S. 23
105 François Raspail: Développement de la fécule, Paris 1825; John Goodsir: Anatomical and Pathological Observations, Edinburgh 1845
106 Arch. path. Anat. 188 (1907), S. 9
107 Ebenda 1 (1847), S. 255
108 Virchow, Einheitsbestrebungen (1849), S. 17
109 Giovanni Battista Morgagni: De sedibus et causis morborum per anatomen indagatis. Venedig 1761
110 Virchow, Morgagni und der anatomische Gedanke. Berlin 1894
111 Virchow (1854), S. 334
112 Arch. path. Anat. 6 (1854), S. 28
113 Ebenda 8 (1855), S. 3
114 Handbuch der speciellen Pathologie und Therapie 1 (1858), S. 334. – Vgl. auch Virchow, Über die heutige Stellung der Pathologie (1869), S. 187. – Der Kampf der Humoral- und Solidarpathologie (das heißt der «Säftelehre» und der «Zellenlehre») sei ein Streit – schrieb Virchow bereits in seinen «Einheitsbestrebungen» (1849), S. 24 –, *der alle Systeme überdauert hat und der noch in diesem Augenblick so frisch dasteht, als ob er eben erst begonnen hätte.*
115 Virchow, Über die heutige Stellung der Pathologie (1869), S. 194
116 Berliner klinische Wochenschrift 30 (1893), S. 2
117 Arch. path. Anat. 150 (1897), S. 10
118 Berliner klinische Wochenschrift 35 (1898), S. 932
119 Arch. path. Anat. 70 (1860), S. 6
120 Pagel (1931), S. 25
121 Virchow, Einheitsbestrebungen (1849), S. 5
122 Virchow, Hundert Jahre allgemeiner Pathologie (1895)
123 Virchow, Über die Standpunkte in der wissenschaftlichen Medicin. Gelesen in der Jahressitzung der Gesellschaft für wissenschaftliche Medicin zu Berlin am 5. December 1846. In: Arch. path. Anat. 1 (1847), S. 6
124 Virchow, Cellularpathologie (1858), S. 13
125 Verhandlungen der Deutschen Pathologischen Gesellschaft, (1898), Bd. 1, S. 4
126 Arch. path. Anat. 1 (1847), S. 1
127 Ebenda 2 (1849), S. 23
128 Virchow, Gesundheitsregeln (1870), Einleitung
129 Arch. path. Anat. 51 (1870), S. 4
130 Ebenda, S. 5
131 Ebenda, S. 6
132 Ebenda, S. 437 f.
133 Ebenda, S. 4
134 Am 13. Mai 1879 über eine Kur von Frau Schliemann: *wir müssen darnach trachten, den sozialen Verkehr mehr zu pflegen. Auf alle Fälle halte ich es für dringend wichtig, daß sie die Kissinger Kur durchführt*; Herrmann (1990), S. 96 f.
135 Schreiben vom 28. Juni 1879; Herrmann (1990), S. 114
136 An Schliemann, 24. Juni 1882; Herrmann (1990), S. 319
137 Vom 11. April 1880; Herrmann (1990), S. 180 f.
138 Am 27. September 1883; Herrmann (1990), S. 379 f.

139 Virchow, Cellularpathologie (1858), S. 433
140 Virchow (1875), S. 15
141 Ebenda, S. 25
142 Ebenda, S. 30 f.
143 So in Innsbruck (1869), S. 185 – 195
144 Vgl. Aschoff (1940), S. 21 – 23
145 Handbuch (1854), § 5
146 Arch. path. Anat. 2 (1849), S. 30
147 Virchow, Hundert Jahre allgemeiner Pathologie (1895)
148 Joseph Dietl: Einige Worte über die Zuverlässigkeit der Heilwissenschaft. Wien 1829, S. 102
149 Roser und Wunderlich, Archiv für pathologische Heilkunde (1842), Bd. I
150 Dietl, vgl. Anm. 148
151 Ausführlich bei Julius Petersen: Hauptmomente in der geschichtlichen Entwicklung der medicinischen Therapie. Kopenhagen 1877, S. 190–207
152 Handbuch (1854), § 5
153 Arch. path. Anat. 11 (1857), S. 6
154 Virchow (1890), S. 4
155 Ebenda, S. 36
156 Hundert Jahre allgemeiner Pathologie (1895)
157 Arch. path. Anat. 188 (1907), S. 5
158 Virchow (1875), S. 31
159 Arch. path. Anat. 5 (1853), S. 4
160 Ebenda 2 (1849), S. 23
161 Ebenda 159 (1900), S. 22
162 Ebenda, S. 17
163 Ebenda 18 (1860), S. 6
164 Vgl. Finkenrath (1929)
165 Medicinische Reform (1848), S. 1
166 Ebenda, S. 2
167 Ebenda, S. 21
168 Arch. path. Anat. 2 (1849), S. 312
169 Medicinische Reform (1848), S. 93
170 Ebenda, S. 21
171 Ebenda, S. 72
172 Ebenda, S. 21 f.
173 Ebenda, S. 77 f.
174 Vgl. hierzu Ackerknecht (1932; 1957)
175 Medicinische Reform (1848), S. 40
176 Ebenda, S. 13 – 16
177 Medicinische Reform (1849), S. 274
178 Arch. path. Anat. 2 (1849), S. 317
179 Medicinische Reform (1848), S. 21 f.
180 Ebenda, S. 55
181 Medicinische Reform (1849), S. 274
182 Ebenda, S. 274
183 Ebenda, S. 218
184 Arch. path. Anat. 5 (1853), S. 5 f.

185 Arch. path. Anat. 2 (1849), S. 6
186 Medicinische Reform (1848), S. 2; S. 39
187 Johann Peter Frank: Akademische Rede vom Volkselend als der Mutter der Krankheiten (Pavia 1790). Hg. von Erna Lesky, Leipzig 1960, S. 30
188 Arch. path. Anat. 2 (1849), S. 37
189 Ebenda 3 (1851), S. 19
190 Neumann (1847), S. 65
191 Ebenda, S. VII/VIII, ferner ebenda, S. 88
192 Arch. path. Anat. 2 (1849), S. 143 – 322
193 Ebenda, S. 155
194 Ebenda, S. 162
195 Ebenda, S. 316 – 321
196 Ebenda, S. 309
197 Ebenda, S. 315
198 Ebenda, S. 317
199 Ebenda, S. 321 f.
200 Ebenda, S. 320
201 Im April 1867 war Karl Marx Gast des Hannoveraner Gynäkologen Ludwig Kugelmann, den Marx im Schreiben an Friedrich Engels (24. April 1867) als fähigen Arzt beschrieben hat und der mit Virchow im Briefwechsel stand (Briefwechsel Karl Marx / Friedrich Engels, Berlin 1849/50, Bd. 3, S. 458). Ein Jahr später (2. April 1868) machte Marx Engels auf Virchow aufmerksam und legte einen Brief von Kugelmann bei, der mehrfach versucht hatte, Virchow auf die Schriften von Karl Marx hinzuweisen (Briefwechsel, Bd. 4, S. 45 f.). Am 17. April 1868 sandte Engels den Brief Kugelmanns an Marx zurück mit der skeptischen Bemerkung, es sei wohl kaum möglich, «Virchow zum Kommunisten zu machen». Selbst wenn man ihm ein theoretisches Interesse in der Ökonomie zugestehen wolle, so sei «dieser brave Bürger doch viel zu tief engagiert» (Briefwechsel, Bd. 4, S. 47; vgl. auch de Rosa [1964], S. 594).
202 Arch. path. Anat. 2 (1849), S. 320 f.
203 Rabl (1906), S. 179
204 Virchow, Die Noth im Spessart (1852), S. 384 f.
205 Virchow, Einheitsbestrebungen (1849), S. 46
206 Virchow, Die Noth im Spessart (1852), S. 416
207 Virchow, Einheitsbestrebungen (1849), S. 17
208 Arch. path. Anat. 2 (1849), S. 8
209 Ebenda 70 (1877), S. 3
210 Amtlicher Bericht über die 8. Versammlung der Gesellschaft Deutscher Naturforscher und Ärzte in Heidelberg (1829), S. 12 – 36
211 Christian Nees von Esenbeck: Über den Kampf des Staates gegen die Epidemie. In: Amtlicher Bericht über die 29. Versammlung der Gesellschaft Deutscher Naturforscher und Ärzte, Wiesbaden 1852, S. 62 – 74
212 Werner Siemens: Das naturwissenschaftliche Zeitalter. Vortrag vor der 59. Versammlung der Gesellschaft Deutscher Naturforscher und Ärzte (1886). In: Siemens, Wissenschaftliche und technische Arbeiten. Berlin 1891, S. 491 – 499
213 Medicinische Reform (1848), S. 2
214 Ebenda, S. 21
215 Liederbuch für Deutsche Aerzte und Naturforscher. Hamburg 1890/92

216 Tageblatt der 59. Versammlung der Gesellschaft Deutscher Naturforscher und Ärzte, Nr. 3 (1886), S. 78
217 Tageblatt der 35. Versammlung der Gesellschaft Deutscher Naturforscher und Ärzte in Königsberg 1861, S. 43
218 Über die neueren Fortschritte in der Pathologie. Tageblatt-Anhang der 41. Versammlung der Gesellschaft Deutscher Naturforscher und Ärzte, Frankfurt 1867, S. 33 – 40
219 Über den naturwissenschaftlichen Unterricht. In: Tageblatt der 42. Versammlung der Gesellschaft Deutscher Naturforscher und Ärzte in Dresden 1868, S. 40 f.
220 Tageblatt der 43. Versammlung der Gesellschaft Deutscher Naturforscher und Ärzte in Innsbruck (1869)
221 Tageblatt der 44. Versammlung der Gesellschaft Deutscher Naturforscher und Ärzte in Rostock (1871)
222 Vgl. hierzu Gunter Mann (Hg.): Biologismus im neunzehnten Jahrhundert. In: «Neunzehntes Jahrhundert». Forschungsunternehmen der Fritz Thyssen Stiftung, Arbeitskreis Medizingeschichte. Stuttgart 1973
223 Vgl. Amtlicher Bericht über die 50. Versammlung der Gesellschaft Deutscher Naturforscher und Ärzte. München 1877, S. 14 – 20
224 Ebenda, S. 65 – 78
225 Tageblatt der 59. Versammlung der Gesellschaft Deutscher Naturforscher und Ärzte in Berlin (1886), S. 85 f.
226 Tageblatt der 60. Versammlung der Gesellschaft Deutscher Naturforscher und Ärzte in Wiesbaden (1887), S. 144
227 Ebenda
228 Vgl. Sudhoff (1922), S. 304
229 Tageblatt der 62. Versammlung der Gesellschaft Deutscher Naturforscher und Ärzte in Heidelberg (1889), S. 125
230 Tageblatt der 50. Versammlung der Gesellschaft Deutscher Naturforscher und Ärzte in München (1877)
231 Medicinische Reform (1849), S. 218
232 Einheitsbestrebungen (1849), S. 16
233 Medicinische Reform (1848), S. 125
234 Arch. path. Anat. 2 (1849), S. 36
235 Medicinische Reform (1848), S. 21
236 Arch. path. Anat. 2 (1849), S. 6
237 Virchow, Einheitsbestrebungen (1849), S. 48
238 Amtlicher Bericht über die 40. Versammlung der Gesellschaft Deutscher Naturforscher und Ärzte. Hannover 1865, S. 56 – 64. Vgl. hierzu im einzelnen: Schipperges (1976)
239 Medicinische Reform (1849), S. 174
240 Werner Siemens auf der 59. Versammlung der Gesellschaft Deutscher Naturforscher und Ärzte in Berlin (1886), S. 95
241 So bereits in seiner Gedächtnisrede auf Goercke, den Begründer des medizinisch-chirurgischen Friedrich-Wilhelms-Instituts am 3. Mai 1845; erstmals publiziert in: Arch. path. Anat. 188 (1907)
242 Immanuel Kant: Der Streit der Fakultäten in drey Abschnitten. Königsberg 1798. In: Werke. Hg. von Wilhelm Weischedel, Darmstadt 1968, Bd. 9, S. 283

243 Ebenda, S. 373
244 Ebenda, S. 288 f.
245 Medicinische Reform (1849), S. 269
246 Arch. path. Anat. 2 (1849), S. 6
247 Vgl. Charles Lichtenthaeler: Geschichte der Medizin. Köln 1974, Bd. II, S. 481 bis 521
248 Virchow, Einheitsbestrebungen (1849), S. 15
249 Virchow (1854), S. 3
250 Virchow, Einheitsbestrebungen (1849), S. 8
251 Ebenda, S. 14: *Die einzelnen Bewegungsakte reduzieren sich auf mechanische (physikalisch-chemische) Veränderungen der die organischen Einheiten, die Zellen und ihre Äquivalente, konstituierenden Elemente.*
252 Arch. path. Anat. 9 (1856), S. 11
253 Ebenda 159 (1900), S. 38
254 Franz Büchner: Allgemeine Pathologie. München, Berlin ^{3}1959, S. 1 – 13
255 Virchow, Cellularpathologie (1858), Erste Vorlesung
256 Ludolf Krehl: Pathologische Physiologie. Leipzig ^{9}1918, Vorwort
257 Deutsche medizinische Wochenschrift 54 (1928), S. 1745
258 Ludolf Krehl: Entstehung, Erkennung und Behandlung innerer Krankheiten. Leipzig 1930, S. VIII

Zeittafel

1821	Rudolf Ludwig Carl Virchow wird am 13. Oktober als einziges Kind des Kämmerers Carl Christian Virchow und seiner Ehefrau Johanna Maria, geb. Hesse, in Schivelbein / Pommern (jetzt: Świdwin / Polen) geboren
1828–1835	Stadtschule Schivelbein
1835–1839	Gymnasium Köslin
1839–1843	Medizinstudium an der Pépinière zu Berlin
1843	Promotion zum Dr. med. und Unterarzt der Charité
1844	Assistent des Prosektors Robert Froriep
1845	Erste Veröffentlichungen über Blutgerinnung und Leukämie in Frorieps «Neue Notizen»
1846	Prosektor an der Berliner Charité
1847	Habilitation und Privatdozent. – Im selben Jahr (mit Benno Reinhardt) Gründung des *Archivs für pathologische Anatomie und Physiologie und für klinische Medizin* (heute: Virchows Archiv)
1848	*Mitteilungen über die in Oberschlesien herrschende Typhus-Epidemie.* – Im selben Jahr gründet Virchow (mit Rudolf Leubuscher) *Die medicinische Reform* (erscheint bis Mitte 1849)
1849	Amtsenthebung wegen politischer Betätigung. Ruf an die Universität Würzburg auf den Lehrstuhl für Pathologische Anatomie
1850	Am 24. August heiratet Virchow Rose Mayer
1852	Bericht über *Die Noth im Spessart*
1856	Berufung an die Berliner Universität und Direktor des neuerrichteten Pathologischen Instituts
1858	Veröffentlichung des medizinischen Hauptwerks *Die Cellularpathologie in ihrer Begründung auf physiologische und pathologische Gewebelehre*
1859	Mitglied des Berliner Stadtverordneten-Collegiums
1861	Preußischer Abgeordneter: Mitbegründer der Deutschen Fortschrittspartei (mit Max von Forckenbeck, Theodor Mommsen, Paul Langerhans, Leopold von Hoverbeck, Franz Duncker, Hermann Schulze-Delitzsch)
1867	Berliner Stadtverordnete beschließen eine Kommission unter der Leitung von Virchow zur Erarbeitung eines Plans der Entwässerung von Berlin
1870	Virchow organisiert während des Deutsch-Französischen Kriegs Lazarettzüge

1873	Beiträge zur Modernisierung der Kanalisation Berlins; Virchow wird Mitglied der Akademie der Wissenschaften
1876	Untersuchung von 6760000 Schulkindern auf anthropologische Kriterien
1879	Reise mit Heinrich Schliemann nach Troja; Reiseberichte vor der Berliner Anthropologischen Gesellschaft
1880–1893	Mitglied des Deutschen Reichstags
1881	Schliemanns trojanische Sammlung kommt durch Virchows Vermittlung ans Berliner Museum
1886	59. Versammlung der Gesellschaft Deutscher Naturforscher und Ärzte tagt unter dem Vorsitz Virchows in Berlin
1888	Ägyptenreise mit Schliemann; Grabungen in Alexandria
1893	Reise nach England; Rede vor der Royal Society
1901	Weltweite Feiern zum 80. Geburtstag
1902	Bruch des Oberschenkelhalses nach Unfall (Absprung von der Straßenbahn in der Leipziger Straße); Erholungsaufenthalte in Teplitz und Bad Harzburg. Tod am 5. September

Zeugnisse

Friedrich von Recklinghausen
Da Virchow in der vordersten Reihe der Propheten des naturwissenschaftlichen Jahrhunderts gestanden, da er als der Pionier unter den Pathologen einer von den exakten Wissenschaften entlehnten Betrachtungsweise die Bahn gebrochen hatte, so war er zum Führer der neuen Pathologie geworden, vor dessen Urteil jeder Mediziner sich beugte, dessen Spruch in so manchen medizinischen Fragen, die im neunzehnten Jahrhundert auftauchten, die Welt begehrlich erwartete.

Vor der deutschen Pathologischen Gesellschaft 1902 in Karlsbad

J. O. L. Heubner
In die Ferne trieb es ihn auf weiten Reisen, in die Tiefe des Bodens grub er sich, alte Kulturen zu erforschen, nichts Menschliches sollte ihm fremd bleiben. So hat er sich die Verehrung von ungleich weiteren Kreisen der zivilisierten Menschheit erworben, als das sonst auch dem größten Fachgelehrten gelingt. [...] Treu, steifnackig, bedürfnislos war er ein echtes Kind des Landes vom kategorischen Imperativ. Ein großer Forscher, ein großer Idealist!

Auf der Karlsbader Naturforscherversammlung am 22. September 1902

Johannes Orth
Unsere ganze heutige Medizin ist so von Virchowschem Geiste durchtränkt, daß jeder Mediziner, er mag wollen oder nicht, dieses Geistes einen Teil erhält. So sind wir alle, alle, die wir reine oder angewandte Biologie betreiben, Virchows Schüler, nicht nur wir Deutsche, sondern auch die Biologen und Ärzte der ganzen Welt, die es darum auch bis in die jüngste Zeit hinein nicht an Beweisen haben fehlen lassen, wie sehr auch sie dem genialen Forscher und Lehrer huldigen, ihm, der nicht nur ein Praeceptor Germaniae, sondern ein Praeceptor orbis terrarum ist.

Nachruf auf Rudolf Virchow. In: Virchows Archiv 235 (1921), S. 43

Ernst Hirschfeld
Klug war er, aber kühl; kühn, aber skeptisch; unbestechlich, aber hyperkritisch und oft ‹Magister› bis zum Magisterhaften.

In: Kyklos 2 (1929), S. 115

Henry E. Sigerist
Er war sich seiner historischen Stellung durchaus bewußt und hatte einen Sinn für Geschichte, wie ihn nur wenige Ärzte haben, wie ihn im allgemeinen nur diejenigen haben, deren Leben und Werk Geschichte wird.

Große Ärzte. München 1931. Hier zitiert: 6. Auflage 1970, S. 313

Walter Pagel
Historische Mission und Größe liegt bei Virchow in der Weisung einer einheitlichen Forschungsrichtung für ein Zeitalter, das in empirischer Kleinarbeit zu zersplittern drohte.

Virchow und die Grundlagen der Medizin des XIX. Jahrhunderts. Jena 1931, S. 44

Carl Ludwig Schleich
Wahrlich, er hat die unerhörteste Menschenarbeit eines ruhelosen Lebens darangesetzt, dem Unhold der Krankheit bis in alle Winkel nachzuspüren, und es wird sein ewiges Werk sein, was er geleistet, indem er die letzten Verstecke in den Mosaikgrotten des Organismus, den Zellen, aufspürte, an denen die vielfingerige Krallenhand der gestörten Lebensbedingungen einsetzt. Er hat eben alle Gewebe auf alle von ihm allein geschaffenen Krankheitssymptome in einem ungeheuren System von der Entzündung bis zur Geschwulstlehre durchstöbert. Ein Riesenwerk!

Besonnte Vergangenheit. München 1951, S. 154

Paul Diepgen
Er gehörte zu den Königen der Arbeit, die ihre eigenen Kärrner sind. Das ist vielleicht am meisten an ihm zu bewundern, daß sein Universalismus ihm nie ein Hemmnis bei der exakten Einzelforschung war, gleichviel, auf welchem Gebiet er arbeitete!

Die Universalität von Rudolf Virchows Lebenswerk. In: Virchows Archiv 322 (1952), S. 232

Curt Froboese
Virchows Werk hat nichts von seinem Werte verloren. Virchow selbst kann uns mit seiner unbestechlichen Wahrheitsliebe, der Historie und den Zeitgenossen gegenüber, stets nur leuchtendes Vorbild sein. Wir tun gut, uns recht oft seiner zu erinnern, sollten ihn oft lesen, auch Neuauflagen seiner Reden und Abhandlungen ins Leben rufen. Es gehört zur ärztlichen Bildung und Fortbildung, sich um die großen Persönlichkeiten und die entscheidenden Dinge der Geschichte der eigenen Wissenschaft zu kümmern, denn die Geschichte unserer Wissenschaft ist zum größten Teil die Wissenschaft selbst.

Rudolf Virchow. Stuttgart 1953, S. 62

Erwin H. Ackerknecht
Sein unermüdlicher und aktiver Sinn für die staatsbürgerliche Verantwortung erhebt Virchow über die meisten großen Wissenschaftler und gibt seinem politischen Beitrag Bedeutung, selbst wenn ihm die Verwirklichung seiner Ziele versagt blieb.

Rudolf Virchow. Stuttgart 1957, S. 161

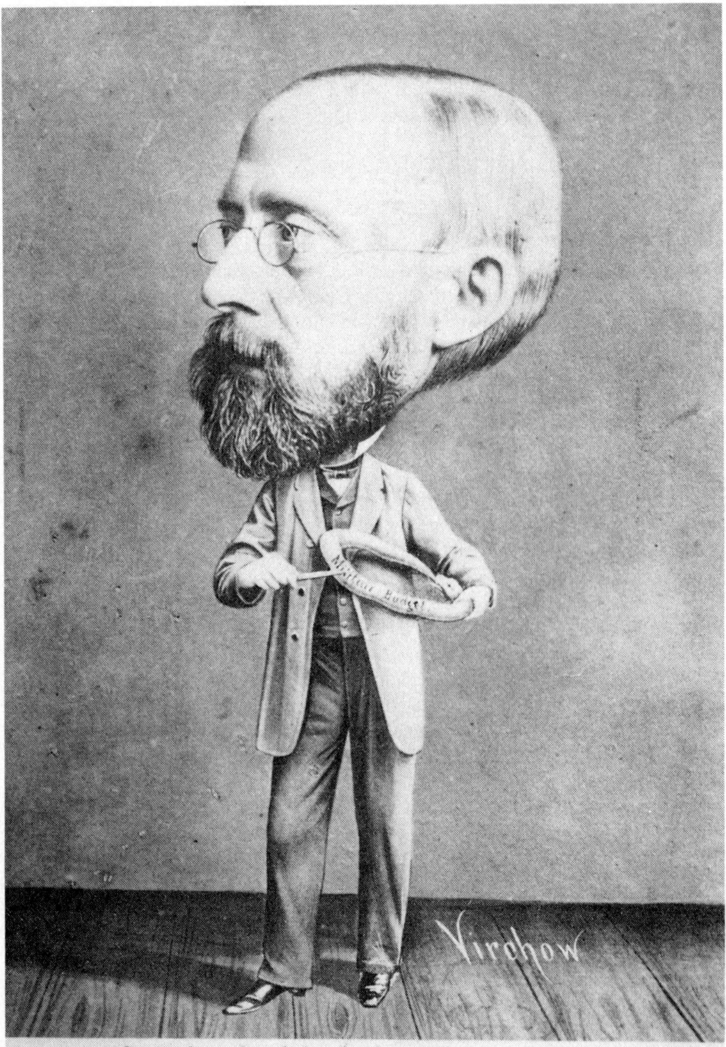
Virchow
Du wirst in deinem Amt nicht matt,
Kein Mann versteht es besser,
Sowohl in Staat wie in der Stadt
Brauch' stets dein scharfes Messer.

Zeitgenössische Karikatur

Walter F. Hiss

Persönlichkeiten, vergleichbar mit Virchows universeller Bildung, seinem analytischen Scharfblick, seinen ungeheuerlich vielseitigen Interessen, seinen dynamischen Ambitionen auch auf politischem und soziologischem Sektor, seiner unglaublich publizistischen Fruchtbarkeit, sind heutzutage eine ausgestorbene Spezies.

Rudolf Virchow. In: Drei Reden über Leben und Kranksein, hg. von F. Krafft, München 1971, S. 91

Wilhelm Doerr

Was Virchow in Wissenschaft und Politik auszeichnete, ist sein unbedingtes Selbstvertrauen und sein nie verzagender Glaube an den Fortschritt. Es ist, als ob die Worte des Descartes ihn durchdrungen hätten, daß, wenn es überhaupt möglich wäre, das Menschengeschlecht zu veredeln, die Mittel hierzu nur in der Medizin gegeben seien.

In: Virchows Archiv 353 (1971), S. IV/V

Werner Leibbrand

Es gibt gewissermaßen viele Virchows: den pathologischen Anatomen, den die medizinische Wissenschaft ehrt, den Archäologen und Ethnologen Virchow, der damals neue Disziplinen zu Ansehen erhob, und den Kulturpolitiker Virchow, dessen soziale Ziele sich in zahllosen volkstümlichen Vereinigungen der Berliner Arbeiterschaft sehr deutlich abzeichneten.

In: Die großen Ärzte. Hg. von Peter Wiench. München 1982, S. 159

Gunter Mann

Virchow sollte nicht nur den Medizinhistorikern überlassen bleiben. Männer wie er, mit seinen Ideen, Taten und Eigenarten waren spärlich unter uns. Er gab das seltene Beispiel des deutschen Intellektuellen und Gelehrten, der sich engagierte, der die umgrenzten Zirkel seiner Wissenschaft überschritt, der mit ihr und durch sie Maßstäbe fand zu weltoffenem, auch politischem Handeln.

In: Klassiker der Medizin. Hg. von D. v. Engelhardt und F. Hartmann. Berlin 1991, Bd. II, S. 215

Bibliographie

1. Bibliographien

Schwalbe, Julius (Hg.): Virchow-Bibliographie 1843–1901. Berlin 1901

Ebstein, Wilhelm: Rudolf Virchows Arbeiten zur inneren Medizin und aus den Grenzgebieten, nach den einzelnen Materien chronologisch geordnet. In: W. Ebstein, Rudolf Virchow als Arzt, Stuttgart 1903, S. 52–78

Andree, Christian: Bibliographie der Veröffentlichungen Virchows zur Ur- und Frühgeschichte und deren Hilfswissenschaften. In: Rudolf Virchow als Prähistoriker. Köln, Wien 1976, Bd. 1, S. 173–258

Jahns, Christa Maria: Rudolf Virchow (1821–1902): Auswahlbibliographie. In: Schriftenreihe der Universitätsbibliothek Berlin, Nr. 42. Berlin 1982

2. Werkverzeichnis (Auswahl)

De rheumate praesertim corneae. Diss. Berlin 1843

Zur Geschichte von Schivelbein. In: Baltische Studien 13 (1847), Heft 2, S. 1–33

Ueber die Standpunkte in der wissenschaftlichen Medicin. In: Arch. path. Anat. 1 (1847), S. 3–19

Mittheilungen über die in Oberschlesien herrschende Typhus-Epidemie. Berlin 1848

Die Einheitsbestrebungen in der wissenschaftlichen Medicin. Berlin 1849

Die naturwissenschaftliche Methode und die Standpunkte in der Therapie. In: Arch. path. Anat. 2 (1849), S. 3–37

Die Noth im Spessart. Eine medicinisch-geographische und historische Skizze. In: Verhandlungen der physikalisch-medicinischen Gesellschaft in Würzburg, Bd. 3. Würzburg 1852, S. 105–160. Nach: Ges. Abh. (1879), S. 368–416

Autoritäten und Schulen. In: Arch. path. Anat. 5 (1853), S. 3–12

Allgemeine Formen der Störung und ihrer Ausgleichung. In: Handbuch der speciellen Pathologie und Therapie, Bd. 1. Erlangen 1854, S. 1–25

Alter und neuer Vitalismus. In: Arch. path. Anat. 9 (1856), S. 3–55

Gesammelte Abhandlungen zur wissenschaftlichen Medicin. Frankfurt, Berlin 1856

Untersuchungen über die Entwicklung des Schädelgrundes in gesundem und krankhaftem Zustande und über den Einfluß derselben auf Schädelform, Gesichtsbildung und Gehirnbau. Berlin 1857

Die Cellularpathologie in ihrer Begründung auf physiologische und pathologische Gewebelehre. Berlin 1858

Johannes Müller. Gedächtnisrede, gehalten bei der Todtenfeier am 24. Juli 1858 in der Aula der Universität zu Berlin. Berlin 1858

Göthe als Naturforscher und in besonderer Beziehung auf Schiller. Berlin 1861

Vier Reden über Leben und Kranksein. Berlin 1862

Die krankhaften Geschwülste. Bde. 1–3. Berlin 1863–1867

Schivelbeiner Alterthümer. In: Baltische Studien 21 (1866), S. 179–196

Über die Kanalisation von Berlin. Gutachten der Königl. wissenschaftlichen Deputation für das Medicinalwesen. Berlin 1868

Über die heutige Stellung der Pathologie. In: Tageblatt der 43. Versammlung Deutscher Naturforscher und Ärzte, Innsbruck 1869, S. 185–195

Der Krieg und die Wissenschaft. In: Arch. path. Anat. 51 (1970), S. 1–6

Gesundheitsregeln für die Soldaten im Felde. In: Arch. path. Anat. 51 (1870), S. 127–136

Feldpostbriefe über die «Gesundheitsregeln». In: Arch. path. Anat. 51 (1870), S. 436–438

Über die Heilkräfte des Organismus. Vortrag, gehalten am 2. Januar 1875 im Verein für Kunst und Wissenschaft zu Hamburg. Berlin 1875

Beiträge zur physischen Anthropologie der Deutschen, mit besonderer Berücksichtigung der Friesen. Berlin 1876

Ueber die Standpunkte in der wissenschaftlichen Medicin. In: Arch. path. Anat. 70 (1877), S. 1–10

Aerztliche Praxis in der Troas. In: Arch. path. Anat. 77 (1879), S. 174–180

Gesammelte Abhandlungen aus dem Gebiete der öffentlichen Medicin und der Seuchenlehre. 2 Bde. Berlin 1879

Beiträge zur Landeskunde der Troas. Abhandlungen der Kgl. Akademie der Wissenschaften, Physik.-mathem. Klasse, Abh. III. Berlin 1879

Reise im Kaukasus. Verhandlungen der Gesellschaft für Erdkunde Berlin (1882), S. 277–288

Das Gräberfeld von Koban im Lande der Osseten, Kaukasus. Eine vergleichend archäologische Studie. Berlin 1883

Barbarismen in der medicinischen Sprache. In: Arch. path. Anat. 91 (1883), S. 1 bis 11

Medicinische Erinnerungen von einer Reise nach Ägypten. In: Arch. path. Anat. 113 (1888), S. 361–385

Land und Leute im alten und neuen Ägypten. Verhandlungen der Gesellschaft für Erdkunde Berlin 15 (1888), S. 428–442

Über Nahrungs- und Genußmittel. Vortrag, gehalten im Saale des Berliner Handwerker-Vereins. Hamburg 1890

Erinnerungen an Schliemann. In: Gartenlaube 39 (1891), S. 66–68; 104–108; 299 bis 303

Lernen und Forschen. Rede beim Antritt des Rectorats an der Friedrich-Wilhelms-Universität zu Berlin, gehalten am 15. Oktober 1892. Berlin 1892

Die Gründung der Berliner Universität und der Uebergang aus dem philosophischen in das naturwissenschaftliche Zeitalter. Rede, am 3. August 1893 in der Aula der Kgl. Friedrich-Wilhelms-Universität zu Berlin gehalten. Berlin 1893

Morgagni und der anatomische Gedanke. Berlin 1894

Hundert Jahre allgemeiner Pathologie. In: Festschrift zur 100jährigen Stiftungs-

feier des medicinisch-chirurgischen Friedrich-Wilhelms-Instituts. Berlin 1895, S. 589–628
Die neueren Fortschritte in der Wissenschaft und ihr Einfluß auf Medicin und Chirurgie. In: Berliner klin. Wschr. 35 (1898), S. 897–900; 928–934
Über den Werth des pathologischen Experiments. Berlin 1899
Ueber die Stellung der pathologischen Anatomie zu den klinischen Disciplinen. In: Verhandlungen der Deutschen Pathologischen Gesellschaft 1 (1899), S. 1–6
Zum neuen Jahrhundert. Ein Gruß. In: Arch. path. Anat. 159 (1900), S. 1
Neue Namen und neue Begriffe in der Pathologie. In: Berliner klin. Wschr. 37 (1900), S. 1–3
Zur Erinnerung. Blätter des Dankes für meine Freunde. In: Arch. path. Anat. 167 (1902), S. 1–15
Über das Bedürfnis und die Richtigkeit einer Medicin vom mechanistischen Standpunkt. Rede, gehalten zur Feier von Goerckes Geburtstag am 3. Mai 1845 in dem med.-chir. Friedrich-Wilhelms-Institut zu Berlin. In: Arch. path. Anat. 188 (1907), S. 1–21
Die Vorlesungen Rudolf Virchows über Allgemeine pathologische Anatomie aus dem Wintersemester 1855/56 in Würzburg. Niedergeschrieben von cand. med. Emil Kugler. Hg. aus dem Nachlaß Richard Paltaufs. Jena 1930
Medizin und Naturwissenschaft. Zwei Reden 1845. Mit einer Einführung von Werner Scheler. In: Dokumente der Wissenschaftsgeschichte. Hg. von Christa Kirsten und Kurt Zeiler. Berlin 1986

3. Sekundärliteratur

Ackerknecht, Erwin H.: Beiträge zur Geschichte der Medizinalreform von 1848. In: Sudhoffs Arch. 25 (1932), S. 61–109
–: Rudolf Virchow: Arzt, Politiker, Anthropologe. Stuttgart 1957
–: Zum hundertsten Geburtstag von Virchows «Cellularpathologie». Ein Rückblick. In: Virchows Arch. 332 (1959), S. 1–5
–: Rudolf Virchow und die Sozialmedizin. In: Sudhoffs Arch. 59 (1975), S. 247 bis 253
Andree, Christian: Rudolf Virchow als Prähistoriker. Bd. I: Virchow als Begründer der neueren deutschen Ur- und Frühgeschichtswissenschaft. Bd. II: Briefe Virchows und seiner Zeitgenossen. Köln, Wien 1976
–: Rudolf Virchow als Urzeitforscher. In: Die Waage 19 (1980), S. 122–128
Aschoff, Ludwig: Rudolf Virchow. Ein Rückblick. In: Dtsch. med. Wschr. 47 (1921), S. 1185–1188
–: Rudolf Virchow. Wissenschaft und Weltgeltung. Hamburg 1940
Bargmann, Wolfgang: Rudolf Virchows «Biologische Doctrin» und die moderne Zellenlehre. In: Dtsch. med. Wschr. 83 (1958), S. 361–364
Bauer, Arnold: Rudolf Virchow – der politische Arzt. In: Preußische Köpfe. Hg. von Heinz Ohff. Berlin 1982
Bauer, Axel: Die Krankheitslehre auf dem Weg zur naturwissenschaftlichen Morphologie. Pathologie auf den Versammlungen Deutscher Naturforscher und Ärzte von 1822–1872. In: Schriftenreihe zur Geschichte der Versammlungen Deutscher Naturforscher und Ärzte, Bd. 5. Stuttgart 1989
Becher, Wolf: Rudolf Virchow. Eine biographische Studie. Berlin 1891

Beneke, Rudolf: Rudolf Virchow. Gedächtnisrede. In: Naturwissenschaftliche Rundschau 18 (1903), Nr. 2–4
Bier, August: Rudolf Virchow als Systematiker und Philosoph. In: Virchows Arch. 300 (1937), S. 517–533
Boenheim, Felix: Virchow. Werk und Wirkung. Berlin 1957
Bruck, Franz: Semmelweis und Virchow. In: Arch. Gesch. Med. 23 (1930), S. 387 bis 388
Büchner, Franz: Entwicklungslinien und Grenzen der Cellular-Pathologie. Verhandl. Ges. Dtsch. Naturforscher u. Ärzte in Freiburg 1954. Berlin, Göttingen, Heidelberg 1955, S. 43–84
Bussmann, Walter: Rudolf Virchow und der Staat. In: Vom Staat des Ancien Régime zum modernen Parteienstaat. Festschr. für Theodor Schieder. München, Wien 1978, S. 267–285
Cohn, Hermann: Persönliche Erinnerungen an Virchow. Dresden 1902
Denhardt, Bernd: Rudolf Virchow und seine Schüler. Med. Diss. Münster 1966
Diepgen, Paul: Krankheitswesen und Krankheitsursache in der spekulativen Pathologie des 19. Jahrhunderts. In: Sudhoffs Arch. 18 (1926), S. 302–327
–: Rudolf Virchow. In: Die großen Deutschen. Bd. 5. Berlin 1937, S. 368–375
–: Rudolf Virchow. Persönlichkeit und Werk. In: Das Dtsch. Gesundheitswesen 25 (1946), S. 800–809
–: Virchows Archiv im Spiegel der Medizin seiner Zeit. In: Virchows Arch. 315 (1948), S. 4–31
–: Die Universalität von Rudolf Virchows Lebenswerk. In: Virchows Arch. 322 (1952), S. 221–232
Doerr, Wilhelm: Die Pathologie Rudolf Virchows und die Medizin unserer Zeit. In: Dtsch. med. Wschr. 83 (1958), S. 370–377
–: Wandlungen der Krankheitsforschung. Über «Standpunkte» in der Pathologie 150 Jahre nach R. Virchows Geburtstag. Berlin, Heidelberg, New York 1971
–: Geleitwort zum 400. Bande. In: Virchows Arch. 400 (1983), S. 1–12
Ebstein, Wilhelm: Rudolf Virchow als Arzt. Stuttgart 1903
Ernst, Paul: Virchows Cellularpathologie einst und jetzt. In: Virchows Arch. 235 (1921), S. 52–151
Ewing, James: Der Einfluß Virchows auf die medizinische Wissenschaft in Amerika. In: Virchows Arch. 235 (1921), S. 444–452
Finkenrath, Kurt: Die Medizinalreform. Die Geschichte der ersten deutschen ärztlichen Standesbewegung von 1800–1850. Leipzig 1929
Frevert, Ute: Krankheit als politisches Problem 1770–1880. Soziale Unterschichten in Preußen zwischen medizinischer Polizei und staatlicher Sozialversicherung. Göttingen 1984
Froboese, Curt: Rudolf Virchow. Ein Gedenk- und Mahnwort an die heutige Ärztegeneration 50 Jahre nach seinem Tode. Stuttgart 1953
Gruber, Georg Benno: Aus der Jugendzeit von Rudolf Virchow. In: Virchows Arch. 321 (1952), S. 462–481
Haller, Carlos E.: La obra Médico Anthropológica de Rudolf Virchow. La Plata 1981
Hemleben, Johannes: Ernst Haeckel in Selbstzeugnissen und Bilddokumenten. Reinbek 1964
Hemmeter, J. C.: Rudolf Virchows Leistungen auf dem Gebiete der wissenschaftlichen Anthropologie. In: Janus 12 (1907), S. 549–557

Herrmann, Joachim und Evelin Maaß (Hg.): Die Korrespondenz zwischen Heinrich Schliemann und Rudolf Virchow 1876–1890. Berlin 1990
Hesse, Erich: Rudolf Virchow und die öffentliche Gesundheitspflege. In: Virchows Arch. 235 (1921), S. 399–417
Hiltner, Gerhard: Rudolf Virchow. Ein weltgeschichtlicher Brennpunkt im Werdegang von Naturwissenschaft und Medizin. Stuttgart 1970
Hirschfeld, Ernst: Virchow. In: Kyklos 2 (1929), S. 106–116
Huerkamp, Claudia: Der Aufstieg der Ärzte im 19. Jahrhundert. Göttingen 1985
Jacob, François: Die Logik des Lebendigen. Von der Urzeugung zum genetischen Code. Frankfurt 1972
Jacob, Wolfgang: Aus dem sozialmedizinischen Erbe Rudolf Virchows. Medizin als Wissenschaft vom Menschen. In: Janus 52 (1965), S. 218–240
–: Die gegenwärtige Bedeutung der Sozialmedizin Rudolf Virchows. Dtsch. med. Wschr. 90 (1965), S. 2113–2116
–: Der Naturbegriff bei Rudolf Virchow und seine Folgen. In: Sudhoffs Arch. 51 (1967), S. 145–164
–: Die Allgemeine Krankheitslehre Virchows und ihre Bedeutung für die Gegenwart. In: Heidelberger Jahrbücher 11 (1967), S. 57–65
–: Medizinische Anthropologie im 19. Jahrhundert. Mensch – Natur – Gesellschaft. Zur Geistesgeschichte der sozialen Medizin und allgemeinen Krankheitslehre Virchows. Stuttgart 1967
–: Virchows Begriff der «naturwissenschaftlichen Methode» – Deutung und Grenzen. In: Wege der Naturforschung. Hg. von H.Querner und H. Schipperges. Berlin, Heidelberg, New York 1972, S. 88–100
Kastan, J.: Berlin wie es war. Berlin 1919
Kettler, Louis-Heinz: Die Entwicklung der Zellularpathologie Virchows. In: Zschr. ärztl. Fortbildung 53 (1959), S. 39–47
–: Die historische Entwicklung des Krankheitsbegriffs seit Rudolf Virchow. In: Dtsch. Gesundheits-Wesen 19 (1964), S. 381–388
–: Die Bedeutung der Zellularpathologie Virchows. In: Ergebnisse der experimentellen Medizin 13 (1973), S. 15–17
–: Reden und Aufsätze über Rudolf Virchow. Hg. von Heinz David. Berlin 1978
Kirsten, Christa: Quellen über Rudolf Virchow im Zentralarchiv der DAW und im Archiv der Humboldt-Universität zu Berlin. In: Zschr. f. d. ges. Hygiene und ihre Grenzgebiete 18 (1972), S. 426–429
Klein-Hattingen, Oskar: Geschichte des deutschen Liberalismus. Bd. I: bis 1871, Berlin 1911; Bd. II: von 1871 bis zur Gegenwart. Berlin 1912
Kohl, Ernst Werner: Virchow in Würzburg. Würzburger medizinhist. Forschungen, Bd. 6. Pattensen 1976
Krammer, Mario: Berlin im Wandel der Jahrhunderte. Berlin 1956
Krehl, Ludolf: Krankheitsform und Persönlichkeit. In: Dtsch. med. Wschr. 54 (1928), S. 1745–1750
Kress, H. Frh. v.: Betrachtungen im Gedenken an Rudolf Virchow. In: Forschung, Praxis, Fortbildung 17 (1966), S. 893–898
Kümmel, Werner: Rudolf Virchow und der Antisemitismus. In: Medizinhistorisches Journal 3 (1968), S. 165–179
Laitko, Hubert (u. a. Autoren): Wissenschaft in Berlin. Von den Anfängen bis zum Neubeginn nach 1945. Berlin 1987

Lange, Annemarie: Das Wilhelminische Berlin. Zwischen Jahrhundertwende und Novemberrevolution. Berlin 1988
Lassalle, Ferdinand: Gottfried Ephraim Lessing. In: Demokratische Studien 2 (1861), S. 473–505
Lubarsch, Otto: Rudolf Virchow und sein Werk. In: Berliner klin. Wschr. 58 (1921), S. 1345–1349
Luschan, Felix von: Rudolf Virchow als Anthropologe. In: Virchows Arch. 235 (1921), S. 418–443
Mann, Gunter: Rudolf Virchow (1821–1902). In: Klassiker der Medizin. Hg. von Dietrich von Engelhardt und Fritz Hartmann. München 1991. Bd. II, S. 202–215; 421–424
Marchand, Felix: Rudolf Virchow als Pathologe. Gedächtnisrede. München 1902
–: Zum hundertsten Geburtstag von Rudolf Virchow. In: Münch. med. Wschr. 68 (1921), S. 1271–1274
Mayer, Claudius F.: Metaphysical trends in modern Pathology. In: Bulletin of the History of Medicine 26 (1952), S. 71–81
Meyer, Ernst: Rudolf Virchow. Wiesbaden 1956
Müller, Martin: Rudolf Virchow als Historiker. In: Sudhoffs Arch. 34 (1941), S. 137–145
Munk, Fritz: Virchow als Therapeut. In: Virchows Arch. 315 (1948), S. 32–45
–: Das Medizinische Berlin um die Jahrhundertwende. München, Wien, Baltimore 1979
Murken, Axel Hinrich: Ein vorbildlicher Arzt im Dienste der Wissenschaft und des Gemeinwohls. Zum Leben und Werk Rudolf Virchows. In: Cesra-Säule (Baden-Baden), H. 59 (1991), S. 19–24; H. 60 (1991), S. 1–9; H. 61 (1991), 5–11
Neumann, Salomon: Die öffentliche Gesundheitspflege und das Eigenthum. Berlin 1847
–: Zur medicinischen Statistik des preußischen Staates nach den Acten des statistischen Bureau's für das Jahr 1846. In: Arch. path. Anat. 3 (1851), S. 13–141
Orth, Johannes: Rudolf Virchow und die Bakteriologie. In: Dtsch. med. Wschr. 36 (1910), S. 1937–1939
–: R. Virchow vor einem halben Jahrhundert. Persönliche Erinnerungen. In: Virchows Arch. 235 (1921), S. 31–44
Pagel, Julius: Rudolf Virchow. Nekrolog. In: Janus 7 (1902), S. 502–504
–: Rudolf Virchow. Leipzig 1906
Pagel, Walter: Virchow und die Grundlagen der Medizin des XIX. Jahrhunderts. Jenaer med.-hist. Beiträge, Heft 14. Jena 1931
–: Virchow and the Philosophy of Pathology. In: Bulletin of the History of Medicine 18 (1945), S. 1–43
Plaut, Alfred: Rudolf Virchow and Today's Physicians and Scientists. In: Bulletin of the History of Medicine 27 (1953), S. 236–251
Posner, Carl: Rudolf Virchow. Worte der Erinnerung. In: Die Gartenlaube 50 (1902), S. 671–675
–: Rudolf Virchow. Wien, Berlin, Leipzig, München 1921
Rabl, Marie, geb. Virchow (Hg.): Rudolf Virchow. Briefe an seine Eltern 1839 bis 1864. Leipzig 1906
Rabl, Rudolf: Ägyptenreise 1888. Rudolf Virchows Briefe an seine Frau. In: Die Waage 13 (1974), S. 1–20
Richter, Eugen: Rudolf Virchow als Politiker. Festrede des Abgeordneten Eugen

Richter bei der 80jährigen Geburtstagsfeier am 15. Oktober zu Berlin in der Brauerei Friedrichshain. Berlin 1901
Rössle, Robert: Rudolf Virchow und die Konstitutionspathologie. In: Münch. med. Wschr. 68 (1921), S. 1274–1277
–: Rudolf Virchow als Mensch und Forscher. In: Das Dtsch. Gesundheitswesen 25 (1946), S. 788–798
Rosa, Renato de: Rudolf Virchow und Karl Marx. Zu einem unveröffentlichten Brief von Kugelmann an Marx über Virchow (1868). In: Virchows Arch. 337 (1964), S. 593–595
Schipperges, Heinrich (Hg.): Die Versammlungen Deutscher Naturforscher und Ärzte im 19. Jahrhundert. Stuttgart 1968
Schipperges, Heinrich: Utopien der Medizin. Geschichte und Kritik der ärztlichen Ideologie des neunzehnten Jahrhunderts. Salzburg 1968
–: Repräsentative Eröffnungsreden auf den Naturforscherversammlungen im 19. Jahrhundert. In: Wege der Naturforschung. Hg. von H. Querner und H. Schipperges. Berlin, Heidelberg, New York 1972, S. 10–38
–: Weltbild und Wissenschaft. Eröffnungsreden zu den Naturforscherversammlungen 1822 bis 1872. Hildesheim 1976
–: Rudolf Virchow und die Reform der Medizin. In: Wege zu neuer Heilkunst. Heidelberg 1978, S. 142–153
–: Das gesundheitspolitische Programm Rudolf Virchows. In: Gesundheitspolitik. Hg. von H. Schaefer, H. Schipperges und G. Wagner. Köln 1984, S. 21–36
Schleich, Carl Ludwig: Besonnte Vergangenheit. Lebenserinnerungen (1858 bis 1919). München 1951
Schliemann, Heinrich: Ilios. Stadt und Land der Trojaner. Leipzig 1881
–: Troja. Ergebnisse meiner neuesten Ausgrabungen auf der Baustelle von Troja, in den Heldengräbern, Bunarbaschi und anderen Orten in der Troas im Jahre 1882. Leipzig 1884
Schlüter, Hermann: Virchow als Biologe. Stuttgart, Leipzig 1938
Schmidt, Bruno Martin: Rudolf Virchow in Würzburg. In: Verhandlungen der Physik.-med. Ges. zu Würzburg, Neue Folge 46 (1921), S. 90–101
Schrenk, Martin: Rudolf Virchows Zellular- und Sozial-Anthropologie. In: Große ostdeutsche Naturforscher. Köln, Wien 1973, S. 15–33
Shryock, Richard Harrison: Die Entwicklung der modernen Medizin in ihrem Zusammenhang mit dem sozialen Aufbau und den Naturwissenschaften. Stuttgart 1947
Sigerist, Henry E.: Große Ärzte. Eine Geschichte der Heilkunde in Lebensbildern. München ^{6}1970
Simon, Heinz, und Peter Krietsch: Rudolf Virchow und Berlin. Berlin 1985
Stenographischer Bericht über die Verhandlungen des Preußischen Abgeordnetenhauses. Berlin 1862–1895
Stiftung Pommern: Sammlung Rabl-Virchow. Bestandsverzeichnis. Kiel 1984
Sudhoff, Karl: Rudolf Virchow und die deutschen Naturforscherversammlungen. Leipzig 1922
Unger, Hellmuth: Virchow – Ein Leben für die Forschung. Hamburg 1953
Vasold, Manfred: Rudolf Virchow. Der große Arzt und Politiker. Stuttgart 1988
Wagner, D.: Rudolf Virchow als Medizinhistoriker. In: Zschr. f. d. ges. Hygiene u. ihre Grenzgebiete 18 (1972), S. 442–447

Waldeyer, Wilhelm von: Gedächtnisrede auf Rudolf Virchow. Abhandlungen der Kgl. preußischen Akad. d. Wiss. aus dem Jahre 1903. Berlin 1903, S. 1–52

Weiser, Johanna: Quellen über Rudolf Virchow in der Historischen Abteilung II des Deutschen Zentralarchivs. Zschr. f. d. ges. Hygiene u. ihre Grenzgebiete 18 (1972), S. 418–425

Wille, Cornelia: Virchows Persönlichkeit nach Nekrologen der in- und ausländischen Presse unter der unmittelbaren Einwirkung der Todesnachricht. Med. Diss. Köln 1971

Winter, Kurt: Rudolf Virchow. Leipzig, Jena 1956

Wittern, Renate: Die Überbürdung der Schüler in der Sicht Rudolf Virchows. In: Med. Mschr. 31 (1977), S. 310–312

Wunderlich, Carl August, und Wilhelm Roser: Ueber die Mängel der heutigen deutschen Medizin und über die Notwendigkeit einer entschieden wissenschaftlichen Richtung in derselben. In: Archiv für physiologische Heilkunde 1 (1842), S. I–XXX

Yamagiwa, Katsusaburo: Virchows Einfluß auf die japanische Medizin. In: Virchows Arch. 235 (1921), S. 385–398

Ziegler, Theobald: Die geistigen und sozialen Strömungen des neunzehnten Jahrhunderts. Berlin 1911

Namenregister

Die kursiv gesetzten Zahlen bezeichnen die Abbildungen

Über den Autor

Heinrich Schipperges, geboren am 17. März 1918 in Kleinenbroich (Niederrhein). Dr. med. (1951); Dr. phil. (1952); Habilitation für Geschichte der Medizin (1959). Facharzt für Psychiatrie und Neurologie (1960). Von 1961 bis 1986 Direktor des Instituts für Geschichte der Medizin in Heidelberg. Ehrendoktor der Universität Madrid (1979). Veröffentlichungen: Sechzig Buchpublikationen und über achthundert Beiträge in wissenschaftlichen Zeitschriften.

Quellennachweis der Abbildungen

Stiftung Pommern, Kiel: 2, 10, 13, 16, 23, 36, 47 (mit freundlicher Genehmigung von Wolfgang Rabl, München), 84, 86 (mit freundlicher Genehmigung der Stadt- und Landesbibliothek Dortmund, Handschriftenabteilung, Signatur StLB Do./HA Atg. 13711), 106, 108, 115, 118, 119, 120, 122

Bildarchiv Preußischer Kulturbesitz, Berlin: 8/9, 22, 40/41, 96, 101, 124, 126, 143

Ullstein Bilderdienst, Berlin: 12, 42, 93

Aus: Charité 1710–1985. Hg. von D. Tutzke u. a. Berlin 1985: 15

Archiv für Kunst und Geschichte, Berlin: 19, 24, 26, 50, 65, 75, 91

Photo-Archiv des Instituts für Geschichte der Medizin der Universität Heidelberg: 21, 30, 57, 60, 64, 104 (Bibliothek), 128

Down House-Archiv: 33

Haeckel-Archiv, Jena: 34

Aus: Kladderadatsch 22/23, 16. Mai 1875: 38

Heinrich Schipperges: 52 (nach: Ders.: Die Medizin im Panorama der letzten hundert Jahre. Mannheimer Forum 84/85, Studienreihe Boehringer Mannheim [1985]), 58, 63 (nach: Ders.: Moderne Medizin im Spiegel der Geschichte. Stuttgart 1970)

Aus: Rudolf Virchow: Die Cellularpathologie in ihrer Begründung auf physiologische und pathologische Gewebelehre. Berlin 1858: 55

Aus: Richard Toellner: Illustrierte Geschichte der Medizin. Salzburg 1990: 61

Aus: W. W. Cheyne: Antiseptic Surgery. London 1882; nach Heinz Goerke: Medizin und Technik. München 1988: 67

Privatsammlung Murken, Aachen: 70, 79

Aus: Leo Deuel: Heinrich Schliemann. München 1979: 72

Aus: Deutsches Ärzteblatt – Ärztliche Mitteilungen, 21. September 1972. Sonderdruck: Hans Schadewaldt: «Die Politik ist weiter nichts als Medizin im Großen»: 81, 112

Graphische Sammlung Albertina, Wien: 89

Landesbildstelle Berlin: 99, 129

Aus: Julian Huxley, H. B. D. Kettlewell: Charles Darwin and his world. London 1965: 110

Medizin / Psychologie / Naturwissenschaft

rowohlts monographien mit Selbstzeugnissen und Bilddokumenten. Begründet von Kurt Kusenberg, herausgegeben von Wolfgang Müller.

Eine Auswahl:

Medizin / Psychologie

Alfred Adler
dargestellt von Josef Rattner
(189)

Anna Freud
dargestellt von
Wilhelm Salber
(343)

Sigmund Freud
dargestellt von
Octave Mannoni
(178)

Erich Fromm
dargestellt von Rainer Funk
(322)

C. G. Jung
dargestellt von Gerhard Wehr
(152)

Alexander Mitscherlich
dargestellt von
Hans-Martin Lohmann
(365)

Paracelsus
dargestellt von Ernst Kaiser
(149)

Wilhelm Reich
dargestellt von
Bernd A. Laska
(298)

Naturwissenschaft

Giordano Bruno
dargestellt von
Jochen Kirchhoff
(285)

rororo bildmonographien

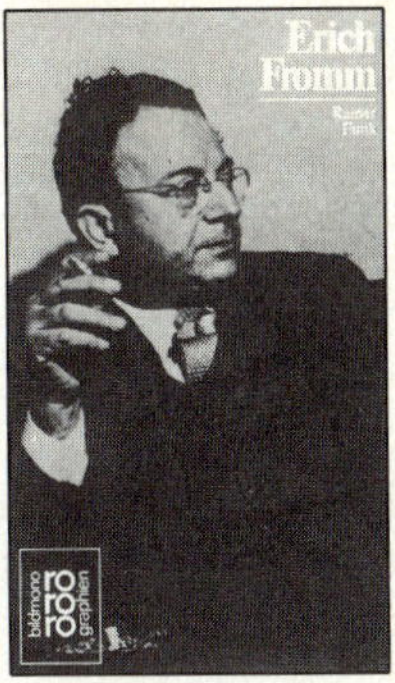

Charles Darwin
dargestellt von
Johannes Hemleben
(137)

Thomas Alva Edison
dargestellt von Fritz Vögtle
(305)

Albert Einstein
dargestellt von
Johannes Wickert
(162)

Nikolaus Kopernikus
dargestellt von
Jochen Kirchhoff
(347)

Alfred Nobel
dargestellt von Fritz Vögtle
(319)

Max Planck
dargestellt von
Armin Hermann
(198)

Ein Gesamtverzeichnis der Reihe *rowohlts bildmonographien* finden Sie in der *Rowohlt Revue*. Jedes Vierteljahr neu. Kostenlos in Ihrer Buchhandlung.

4506/2